1回1分でポカポカ

からだがスーッと楽になる全身ケア

自宅でできる冷えとり手ワザ 77

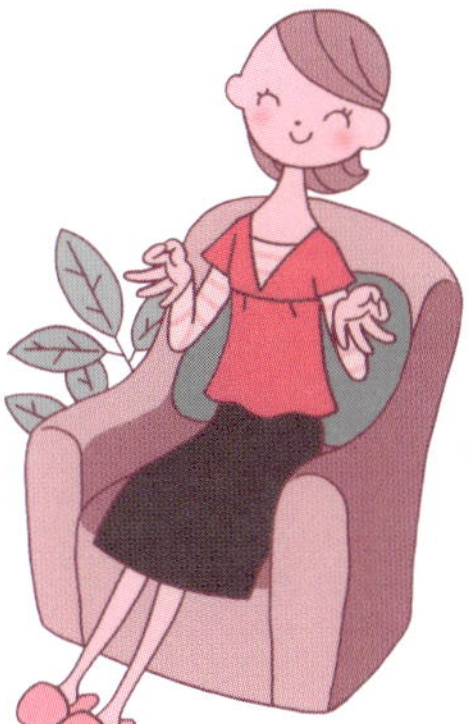

■著者：室谷良子
（日本フットケア協会師範）
■監修：川嶋 朗
（東京有明医療大学教授・医学博士）

MP
Metropolitan Press

はじめに

多くの人が、「冷え」に悩まされています。なかには、毛糸の靴下をはいても、つま先が冷たくて夜眠れないほどという人も……。

冷えは、寒い季節だけに限らず、春にも夏にも起こります。

それは、冷えは気温だけに左右されるものではなく、血流の滞り、そしてカラダのゆがみによって起こることが多いからです。

血流の滞りは、さまざまな理由で起こりますが、カラダがゆがむとすぐに血管がよじれたり圧迫されたりして血液が流れにくくなってしまいます。体温は血液の流れによって維持されているため、血流が滞ると体温が下がってしまうというメカニズムです。

冷えを解消する方法はたくさんあります。湯たんぽを抱えたり、厚着をしたりするといった物理的な方法も効果的です。漢方薬を服用しているという人もいるでしょう。

ここで紹介するのは、［血の道療法］と呼ばれる方法で行なう「冷えとり手ワザ」です。［血の道療法］は、代々、親から子、子から孫へ連綿と伝えられている健康法であり療法です。病気のつらい症状を緩和したり、カラダの不調を整えたりします。いずれも、血流を促すことで冷えを解消することが基本です。

カラダのゆがみを正しく直したり、ゆがんだり絡んだりしている血管を正しい位置に戻し、血流がスムーズになるようにします。その結果、冷えていたところも温まり、カラダ全体の体温も上昇するのです。つまり、冷えが解消していきます。

難病やアレルギーなどの症状に対応するため、今日、西洋医学に加えて東洋医学やそのほかの多くの療法をもとり入れた「統合医療」が注目されています。

［血の道療法］も、主として冷えの解消のために、統合医療で積極的にとり入れられるようになっています。「冷えとり手ワザ」の多くのものは、大学の研究室などの専門機関で検証され、その効果を確認しています。

ここでは、数ある手ワザのなかから、比較的手軽にできる77種を紹介します。日常的に体調を維持するための手ワザと、つらい症状に悩まされたときに解消する手ワザです。

本書では、手で行なうケアだけでなく、生活の知恵といってもよい日常生活の工夫も含めて「手ワザ」と呼んでいます。いずれも、数秒間行なうと、じんわりと変化を実感していただけると思います。

一人でも多くの冷えに悩む人々が、［血の道療法］による手ワザによって、良好な体調をとり戻していただければ、これに勝る喜びはありません。

日本フットケア協会師範　室谷良子

からだがスーッと楽になる全身ケア　もくじ

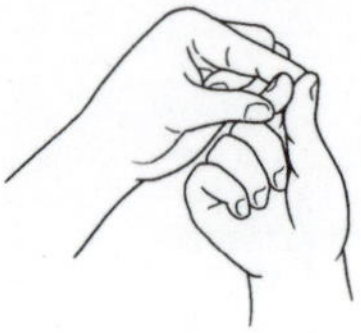
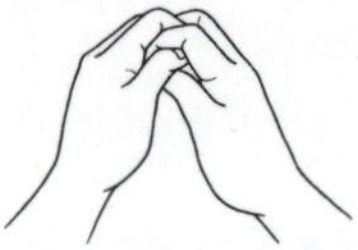
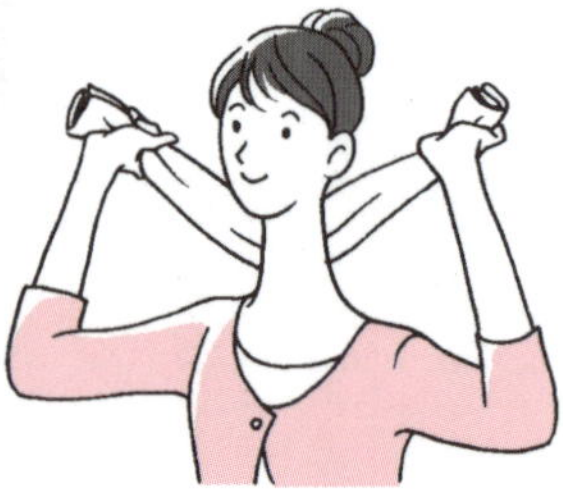

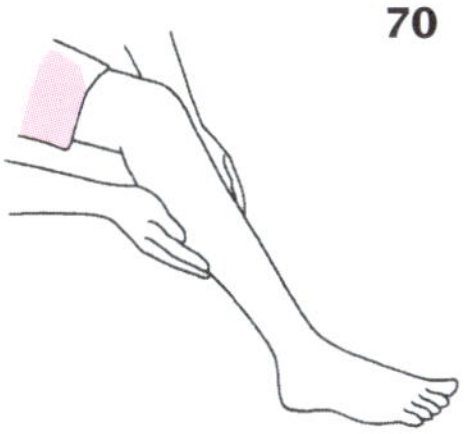

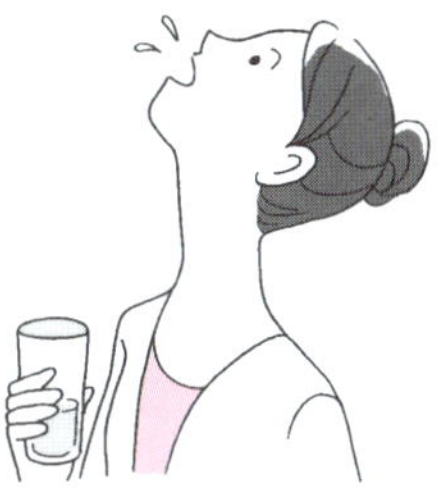

ドクター川嶋の冷えとり講座

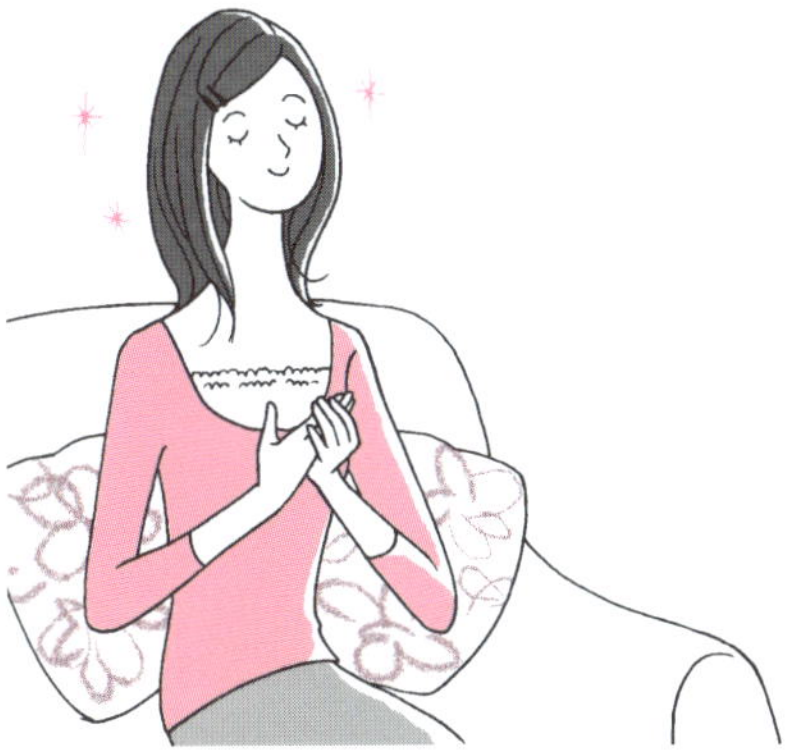

●表紙・本文デザイン／島崎幸枝
●表紙・本文イラスト／高橋なおみ

冷えをとる秘伝の手ワザとは？

③時間に①回、①分でカラダはポカポカ

〔血の道療法〕で血のめぐりをよくする

「冷えをとる」ということは、血流の滞りを解消することにほかなりません。血液の流れがスムーズになると、新陳代謝も活性化し、それにともなって体温も上昇するからです。

〔血の道療法〕とは、カラダのバランスを整えたり、ちょっとした動作、刺激を加えたりして、血行をよくする方法です。

特に毛細血管の血流をスムーズにするには、本当にちょっとした刺激だけで充分。たとえていうならば、ねじれたホースを軽くしごいてスーっとまっすぐに伸ばすようなイメージの動作です。これにより、ねじれてしまった「血の道」、つまり「血管」を正しい位置に戻すのです。

すべてはバランスと中庸がポイントとなる

〔血の道療法〕では、バランスというものを重視します。

日ごろから、「頭寒足熱」を心がけましょう。また、各部の筋肉のバランスがとれるように

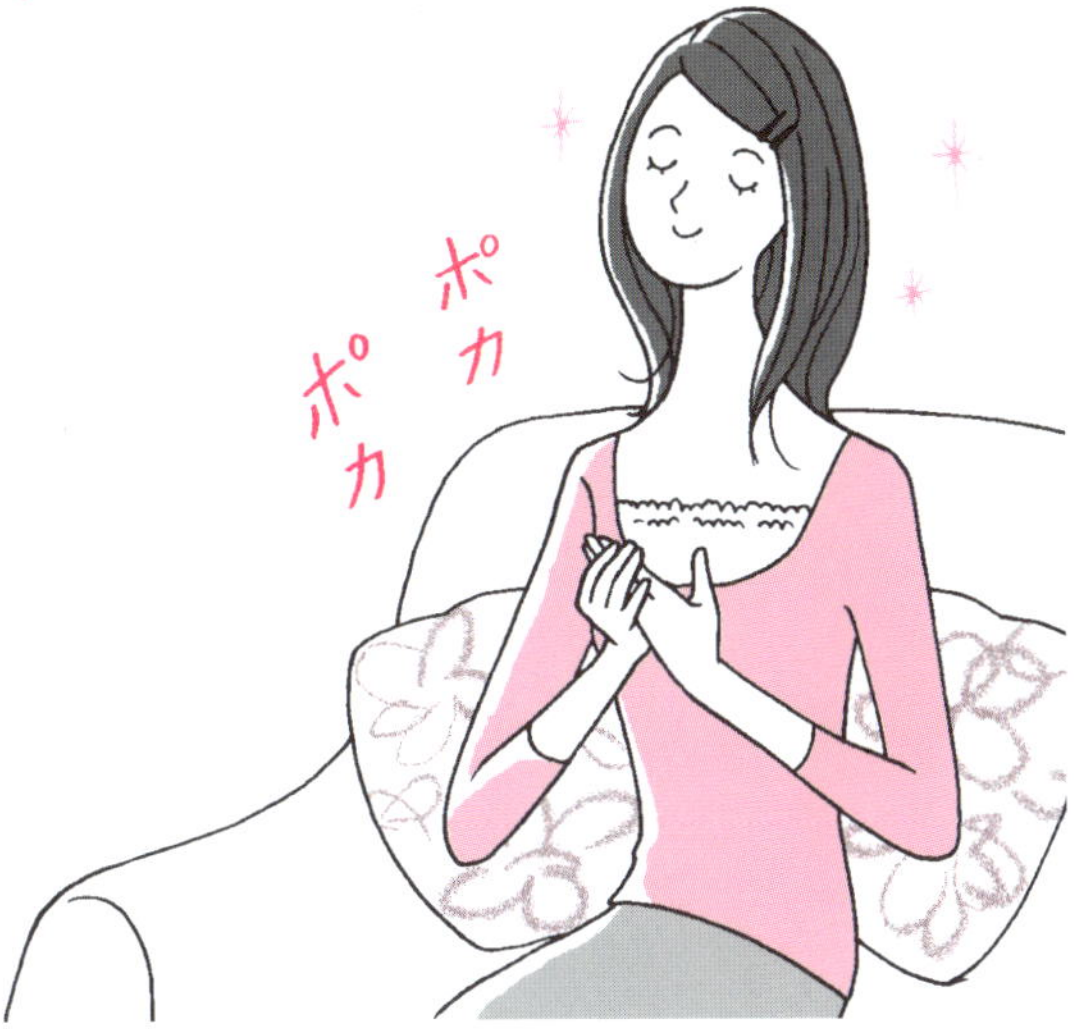

します。カラダのどこかがこわばったり、こったりした状態を整えていきます。

そうして、すべてを中庸な状態（かたよりのない状態）にするのです。

これから、順次、具体的に紹介する血のめぐりをよくする方法＝手ワザは、いずれも、カラダのゆがみを正すことでバランスをとって血のめぐりをよくし、カラダを温めるという到達点は同じです。

わずか数グラムの力で冷えが劇的に解消

［血の道療法］の手ワザは、「たったこれだけでいいの？」と驚いてしまうほど簡単な動作、ケアです。それを3時間おきに1分間だけ実行してください。

3時間おきにというのは、［血の道療法］では、日中の時間を朝・昼・夜とおおまかに三つに区切るためです。午前中、午後、夕方といった区分です。それぞれの区分の疲れを次に持ち越さないようにするのが基本の考えです。朝から昼にかけてたまった疲れ、カラダのゆがみ、血流の滞りは昼食時に解消します。夕方までにたまったものは、夕食前に解消するために、1日に数回、手ワザを実践するわけです。

この［血の道療法］の実践には、大きな力を必要としません。ほんの数グラムの世界です。例えば、指を軽くつまんで前後に回転させる、という手ワザがあります。この場合、人差し指と親指でもう一方の手の指を軽くつまみます。そして、一番表面の皮膚1枚だけが動いているようなイメージで軽く動かしてみてください。これくらいの力で充分なのです。

正しい爪切りの実践で冷えがみるみる解消

［血の道療法］の特徴的な手ワザに、〝手足の爪切り〟があります。これは、指先に毛細血管が張りめぐらされていることと大きく関係しています。冷えに悩む人の多くが、巻き爪によって指先の血流が滞り、また、指先から肩にかけての筋（＝筋肉）がゆがんでいます。

そこで、正しい爪切りを行なって指先の血流を促すと、カラダのゆがみも解消され、全身の血のめぐりもよくなります。それが、冷えの解消につながるのです。実際の爪切りは、十数段階のプロセスを経て行なうものですが、手軽にできる、その簡易版をご紹介します。

［血の道療法］の冷えとり手ワザは、爪切りも含め、今日から始められるものばかりです。しかも、その効果は、早いものでは数秒後から実感できます。冷えに悩んでいる人だけではなく、体調を整えたい人、疲れやすい人……、すべての方々に、冷えとり手ワザをおすすめしたいと思います。

Part 1

基本の冷えとり手ワザ

カラダの部分別 冷えとり手ワザ

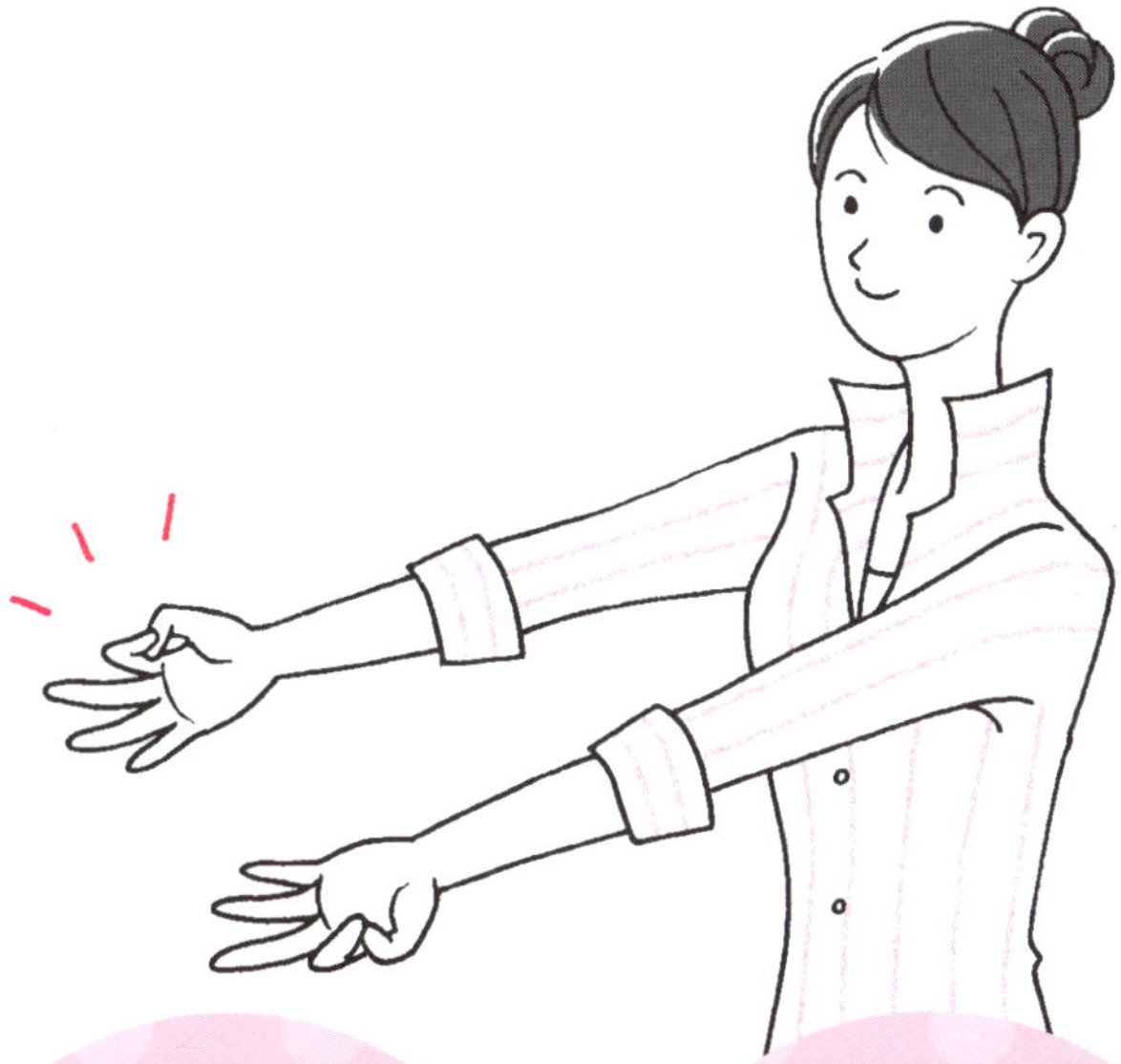

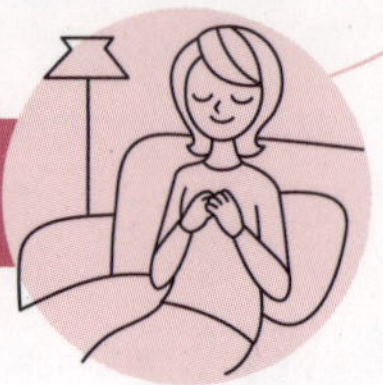

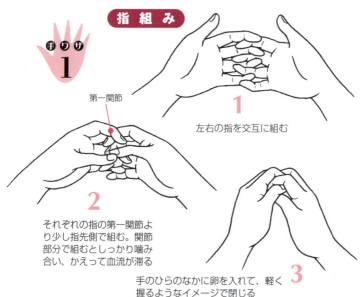

いつでも、どこでも、すぐできる

手や足への「基本の手ワザ」

「血の道療法」のさまざまな手ワザのなかでも、効果が高く種類も多い「基本の手ワザ」は、手や足の先に関するものです。

　手や足の先端に近いところは、動脈から静脈に変わっていく毛細血管が張りめぐらされています。毛細血管は文字通り非常に細い血管のため、なんらかの原因でよじれたり何かが詰まったりすれば、血流が滞り、「冷え」の原因となってしまいます。このような毛細血管の血行を改善することが、冷えの解消にもつながっていくのです。

＊
＊
＊

指組み

手ワザ 1

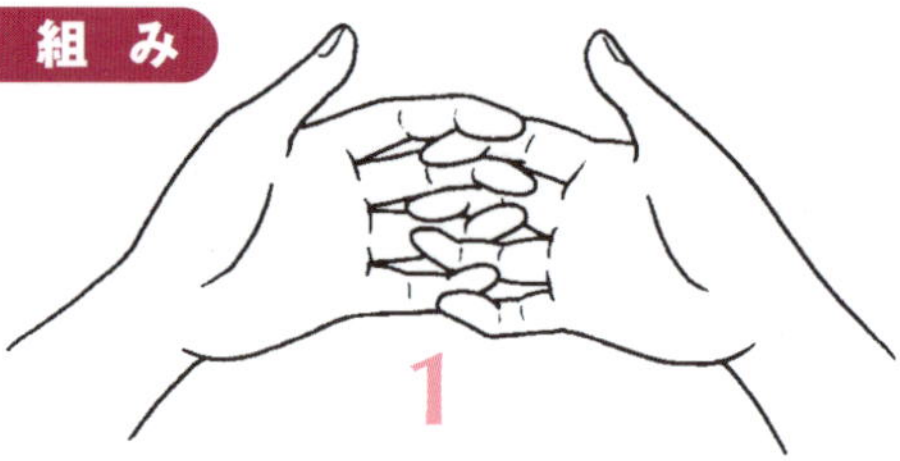

1 左右の指を交互に組む

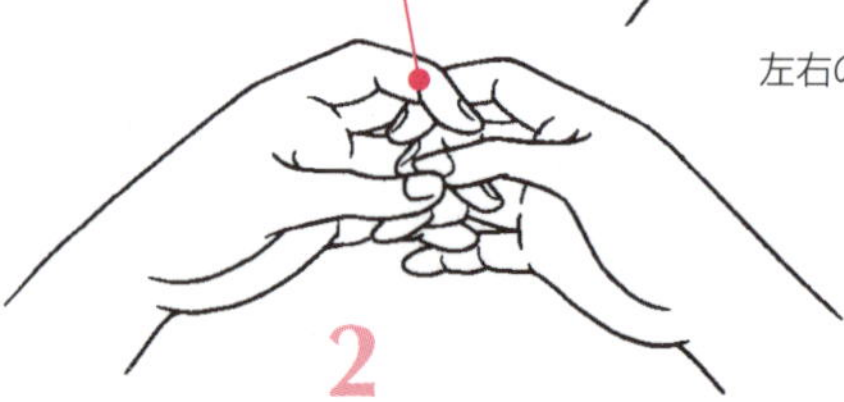

2 それぞれの指の第一関節より少し指先側で組む。関節部分で組むとしっかり噛み合い、かえって血流が滞る

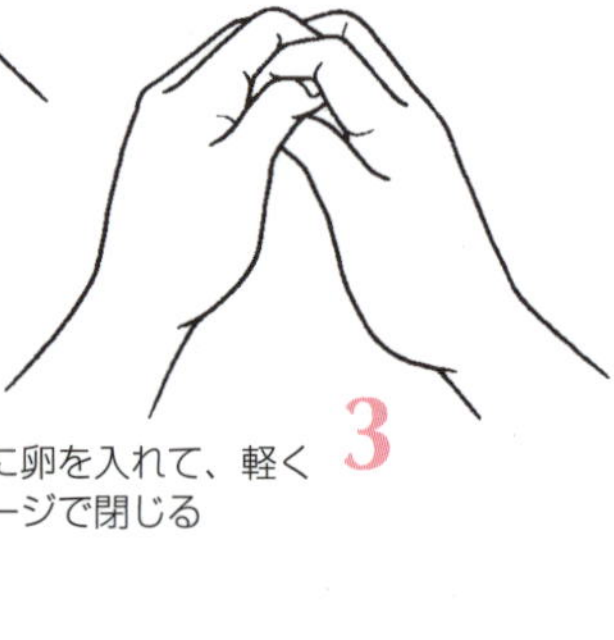

3 手のひらのなかに卵を入れて、軽く握るようなイメージで閉じる

手の指先についていうと、カラダ温め効果が特に高いのが、「指組み」と「ほおずきもみ」です。この二つの手ワザは、いつでもどこででも、好きなだけ行なうことができるまず最初に始めていただきたい基本の手ワザです。

指組みは、左右の指先同士を組み合わせるだけの簡単な手ワザです。第一関節の手前（指先側）で組むのがコツです。

ほおずきもみは、左右とも5本の指全部を行なってください。

＊＊＊

指組みもほおずきもみも、1分ほど続けていると、指先がじんわりと温かく感じられるよう

手ワザ 2

ほおずきもみ

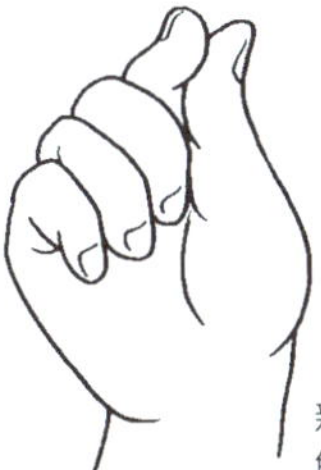

1 親指と人差し指を軽く触れ合わせる

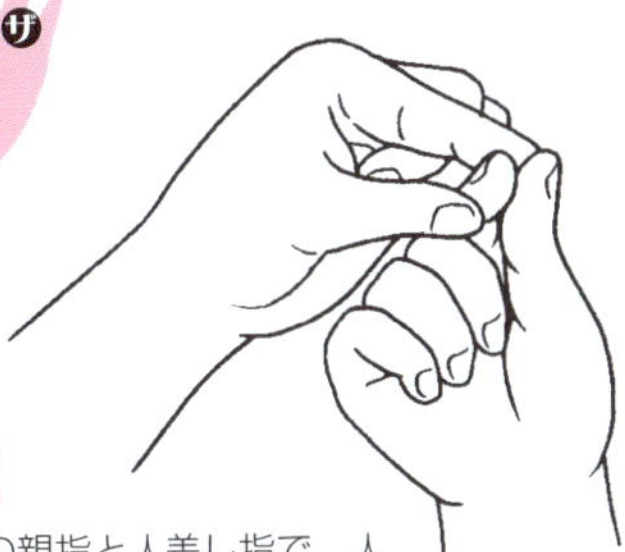

2 反対の手の親指と人差し指で、人差し指の爪の両側を軽くはさむ

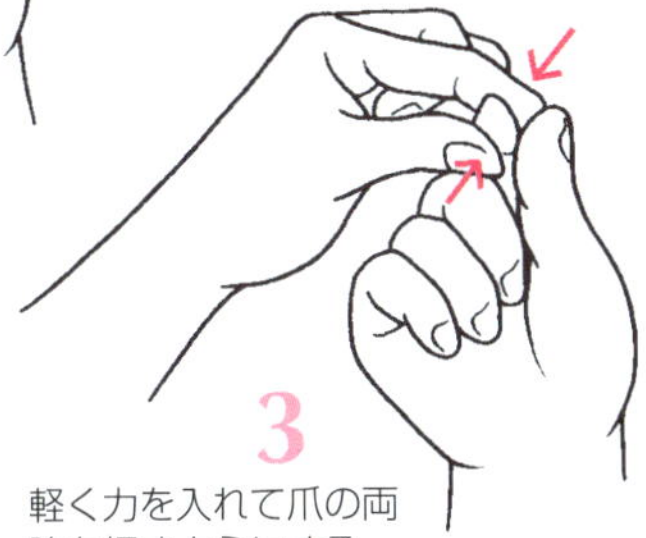

3 軽く力を入れて爪の両脇を押すようにする

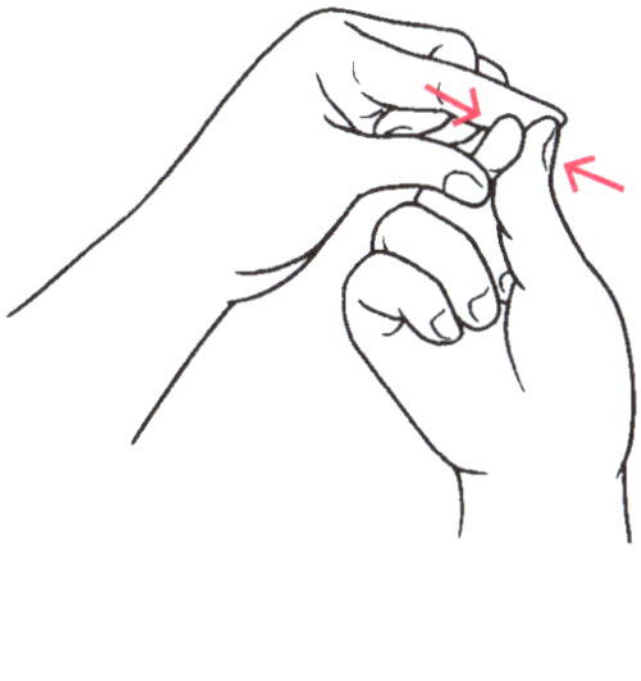

4 反対の手の親指と人差し指に力を入れる。以上の動作を、ほかの指でも繰り返す

親指のゆがみ直し

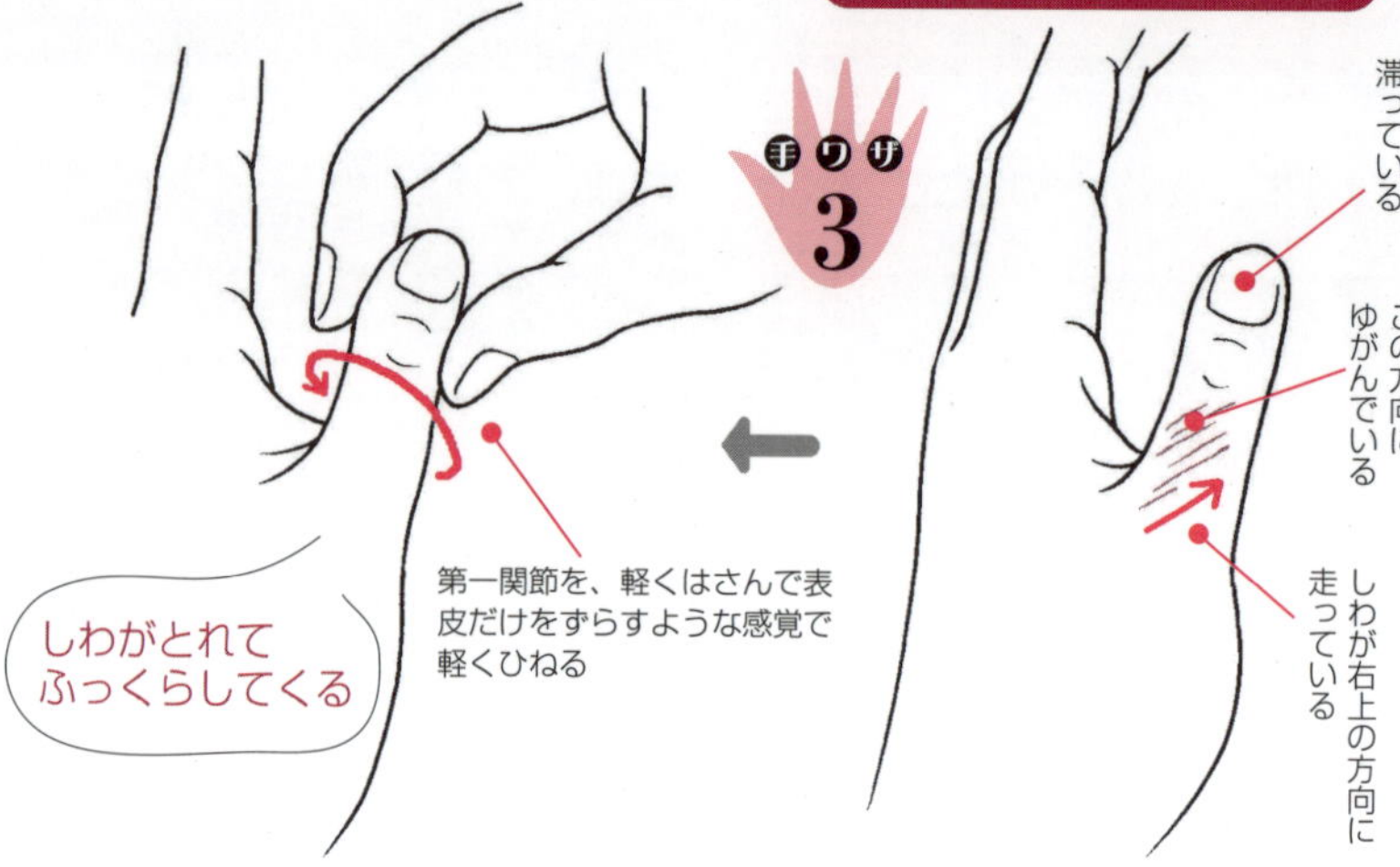
手ワザ
3
指先の血流が滞っている
この方向にゆがんでいる
しわが右上の方向に走っている
第一関節を、軽くはさんで表皮だけをずらすような感覚で軽くひねる
しわがとれてふっくらしてくる

になります。血のめぐりが改善された証拠です。カラダ全体もポカポカしてくるでしょう。

また親指は、まっすぐについているようでいて、よく見るとゆがんでいるケースが多いものです。ゆがみがあると、毛細血管もよじれていることになり、血流が滞ります。それが、冷えの引き金となります。

ゆがんでいるときにはそれを手ワザで修整してみましょう。

多くの場合、親指は外側に向かってゆがんでいます。左手の親指を上から見たときに、指のつけ根から第一関節の間に右上（右手の場合は左上）に向かってしわが走っているとき、その指はゆがんでいます。

ゆがんでいる場合には、反対の手の親指と人差指で、第一関節のところを軽くはさみ、内側へしわがまっすぐになるようにひねります。そのまま5秒ほどキープしましょう。これにより、ゆがみが修正されるとともに指先への血のめぐりが改善され、冷えとり効果を期待できます。

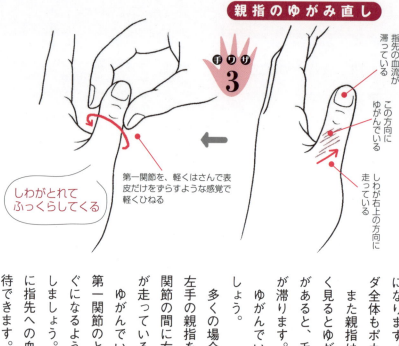

10円玉と1円玉でできる、不思議な冷えとり手ワザ

手ワザ 4

まるでマジックのような、冷えとり手ワザを紹介しましょう。

10円玉と1円玉、セロハンテープを用意します。2枚のコインで薬指をはさみ、セロハンテープで軽くとめます。右手でも左手でもかまいません。そのまま5秒ほどしたら、反対の手のひらを、かぶせるようにして薬指の先端にかざしてください。

いかがですか、手のひらがポカポカしてきませんか。それだけ指先が温まっている証拠です。反対の手の薬指にも手のひらをかざしてみると、その差は歴然とするはず。

また、コインではさんだ方の薬指の指先は、反対の手の薬指と比べてふっくらしていることでしょう。これも、指先の血流が活発になっていることを示しています。

そのメカニズムを簡単に説明すると、銅（10円玉）とアルミニウム（1円玉）の間に生ずる電位差が、指のなかを流れる血管を刺激します。

その刺激が血流を促します。銅とアルミニウムの電位差が健康維持に利用できることは、科学的にも裏づけられ、足裏刺激などの健康機器にも応用されています。

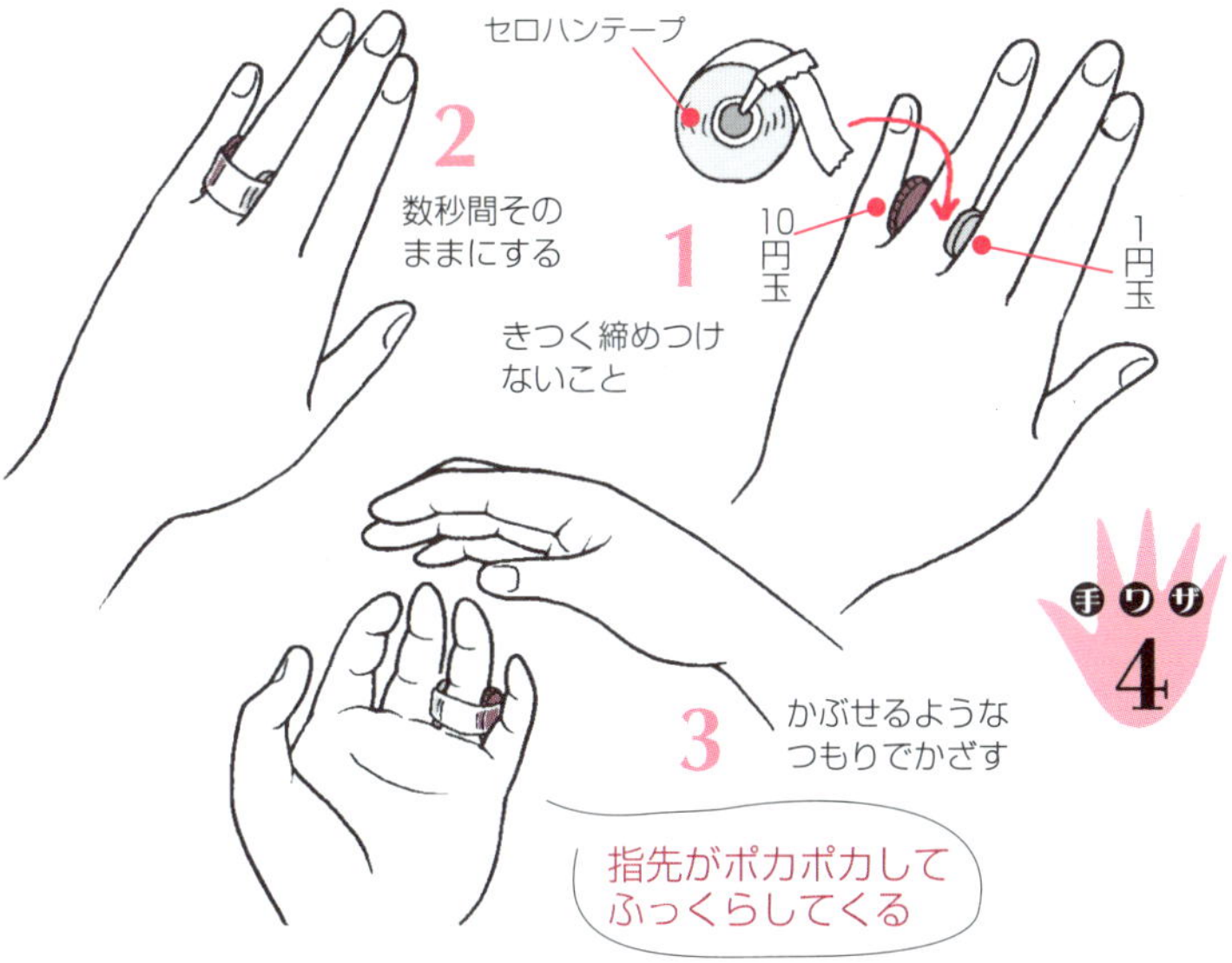

セロハンテープ
10円玉
1円玉
1
きつく締めつけないこと
2
数秒間そのままにする
3
かぶせるようなつもりでかざす
指先がポカポカしてふっくらしてくる

手ワザ 5

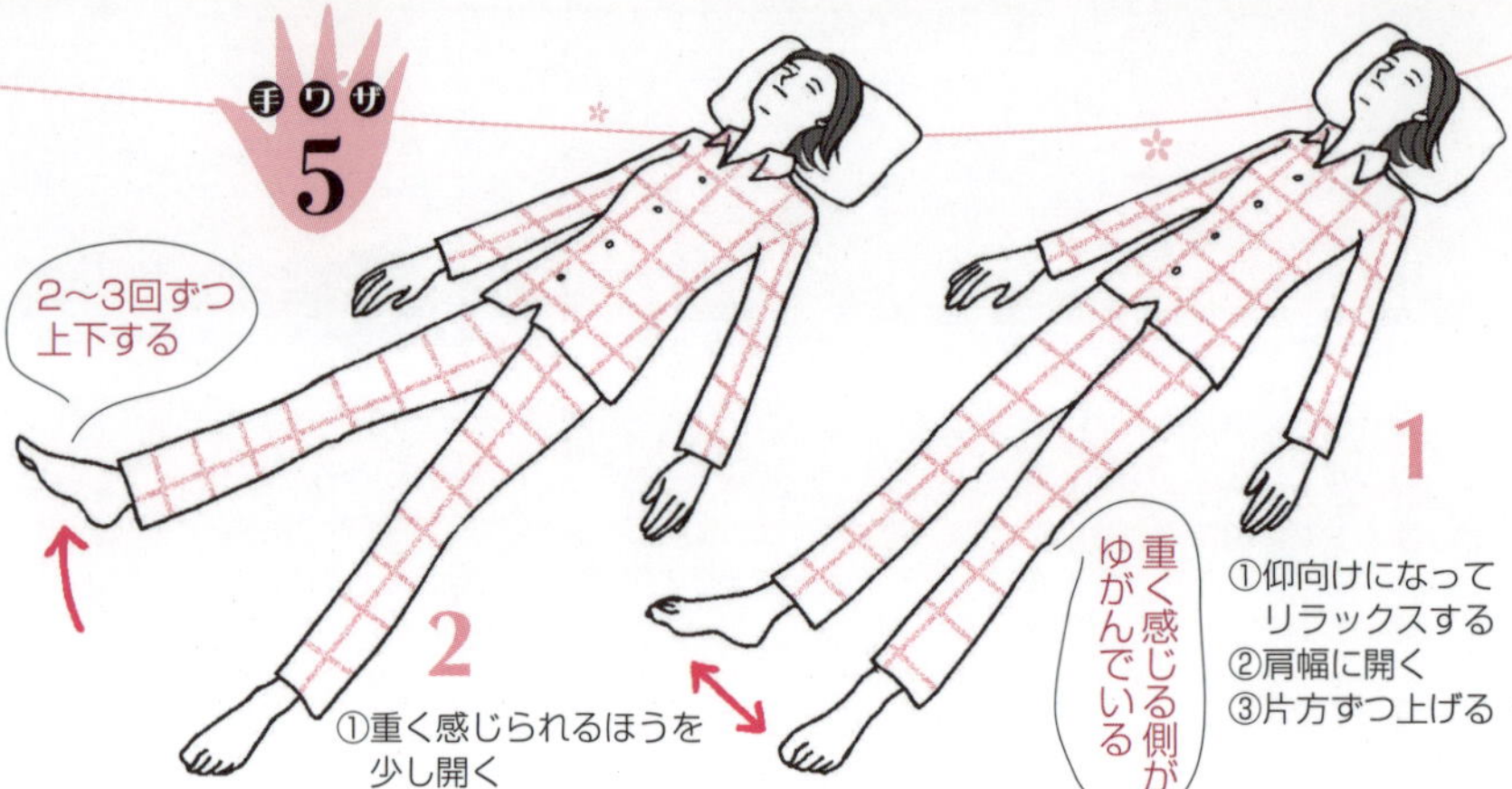
2〜3回ずつ
上下する
2
①重く感じられるほうを少し開く
②上げてみて左右同じ感じになるようにする
重く感じる側がゆがんでいる
1
①仰向けになってリラックスする
②肩幅に開く
③片方ずつ上げる

足の上下でカラダのゆがみを修整

足は、カラダの下半分にあります。そのため、重力の影響を大きく受けやすく、血流も滞りがちになります。就寝中に足の冷えに悩まされる人がたくさんいますが、それも当然のこと。特に、昼間、立ち仕事が多かったときなど、血流は滞りやすく、冷えも加速します。疲れをとりたくて早くベッドに入っても、冷えでなかなか寝つかれない……。そのまま、安眠できず、翌日に引きずった疲れの上にまた疲れが積み重なる、といった悪循環が繰り返されてしまいます。

＊＊＊

起床時に、簡単な手ワザ（足ワザといったほうがよいかもしれませんが）で、カラダを調整しませんか。次に紹介するのは、起き抜けの1分でできるので、忙しい人にもピッタリ。ぜひ明朝から始めてください。

仰向けの状態で、肩幅に足を開き、力を抜きます。右足を軽く上げます。次に左足を上げてみてください。冷えに悩まされている人は、左右どちらかを上げたとき、足がより重く感じるはずです。つまり、カラダがアンバランスになっているのです。そのため、血流が滞って冷えているのです。

重く感じられるほうの足を、少しだけ余分に開きます。そして、同じように足を上げてみます。まだ重く感じられるようならばさらに開く。そして、左右が同じような感じで上げられるようになったら、そこが左右のバランスがとれた状態。そのまま、左右交互に2〜3回ずつ足上げを繰り返します。これによって、カラダのゆがみが修整され、バランスが整っていきます。

＊＊＊

手ワザ 6

ゆがみを修整する立ち方

立っているときも、カラダのゆがみを正す立ち方を心がけましょう。立ち方だけでゆがみが治ってきます。

まず、両足を肩幅に開いて深呼吸します。次に左右のどちらかの足を軽く後ろへ引いて深呼吸。カラダのゆがんでいる人は、どちらかの足を引いたとき、より楽に呼吸ができるはずです。そのときの体調により、左右が変わるケースもあります。

通勤電車などでは、足を引いて呼吸が楽な状態で、立ち続けましょう。

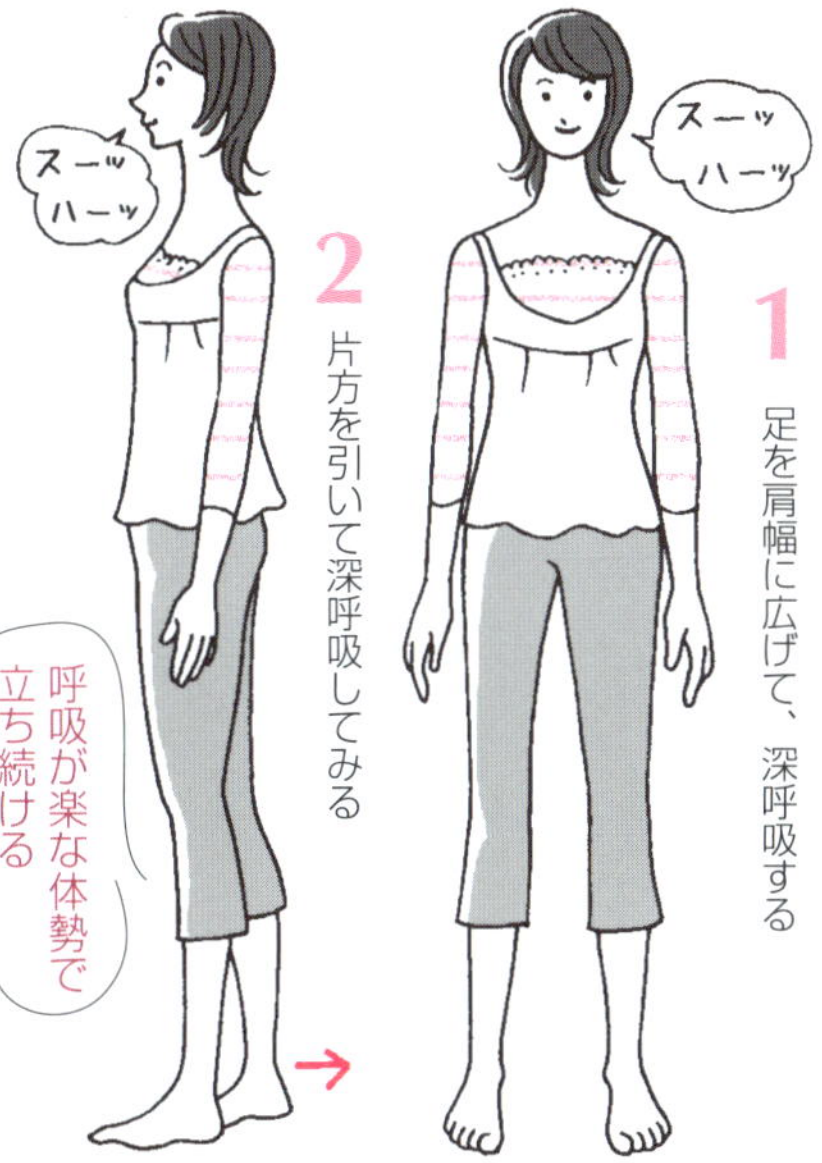

スーッ
ハーッ
スーッ
ハーッ

1 足を肩幅に広げて、深呼吸する

2 片方を引いて深呼吸してみる

呼吸が楽な体勢で立ち続ける

「血の道療法」の極意——爪切り手ワザ

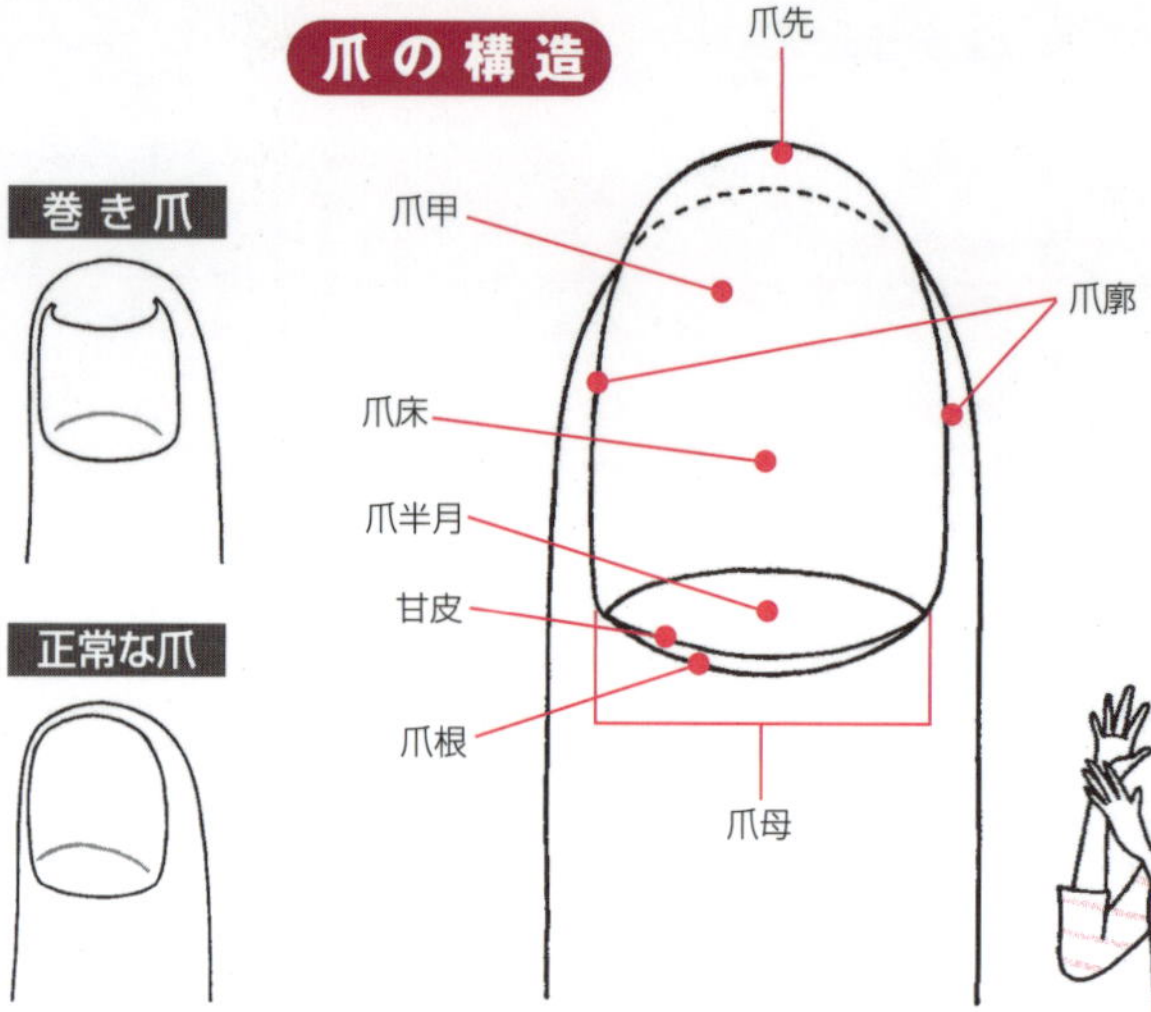
爪の構造
爪先
爪甲
爪廓
爪床
爪半月
甘皮
爪根
爪母
巻き爪
正常な爪

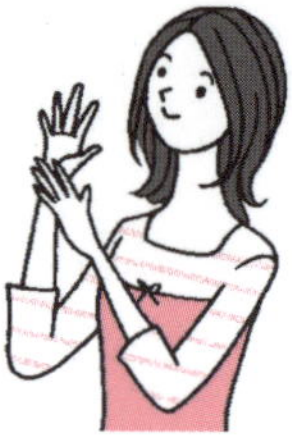

「血の道療法」の代表的な手ワザに、「爪切り」があります。たかが爪切り、されど爪切り——。爪の状態がよくないと、指先の血流が滞って冷えが起こり、全身のバランスが崩れてきます。

血流を滞らせる爪の状態の、代表的なものが「巻き爪」です。本来は緩いカーブを描く爪ですが、両端の部分で内側に巻き込んでしまう状態を、巻き爪といいます。多くは足の指、特に親指に起こりますが、ほかの指や手の指にも起こります。

足の場合は合わない靴をはくことが大きな原因ですが、爪切りを正しく行なわないことや深爪なども原因のひとつです。

巻き爪になると指先を圧迫するため、指がゆがみ、血流を滞らせます。そのため、冷えの原因となってしまいます。

ゆがんだ爪の中心点のとり方

○

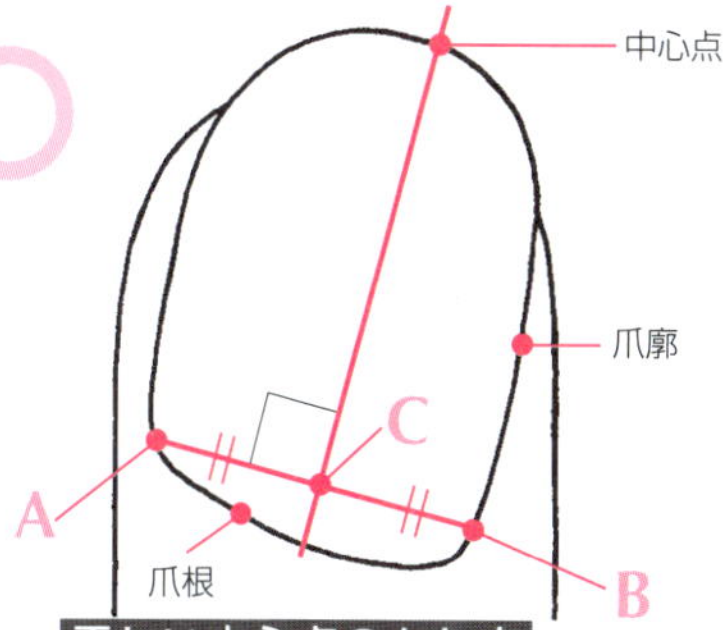

正しい中心点のとり方

×

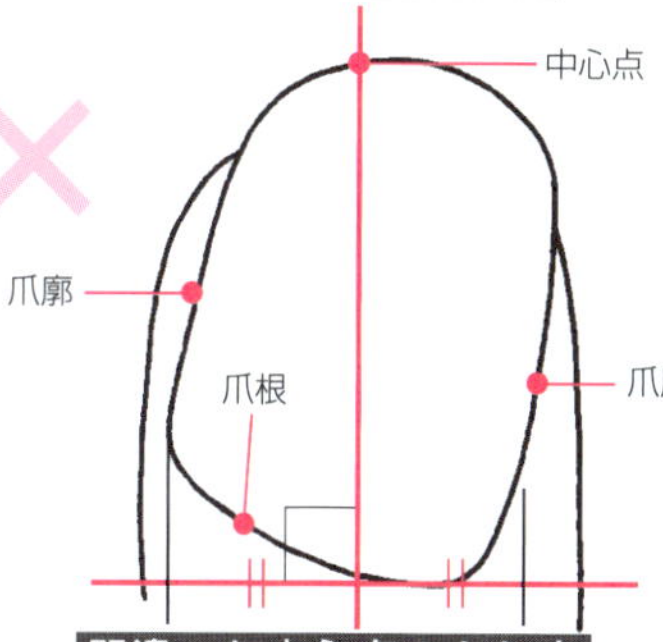

間違った中心点のとり方

爪の中心点のとり方

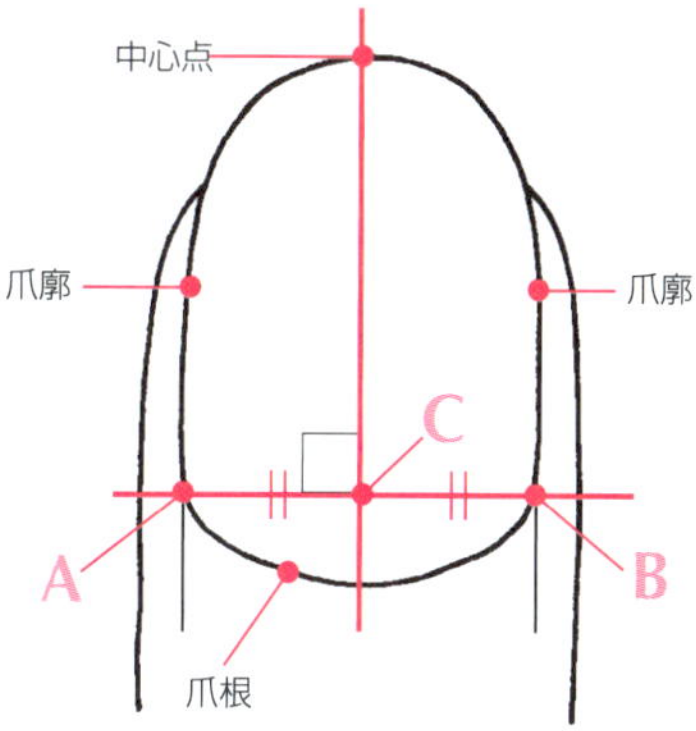

①爪根と左右の爪廓の交点A、Bを結ぶ
②直線ABの中心Cから垂直線を伸ばし、爪先との交点が中心点となる

手ワザ 7

1 爪の中心をとる

爪を正しく切ることで、巻き爪はしだいに解消されます。それとともに、ゆがみも治り、冷えの解消につながります。

正しく爪を切るためには、まず「爪の中心点をとる」というプロセスが必要です。

爪は、爪先と左右の爪廓《そうかく》、爪根《そうこん》に囲まれています。このなかで爪廓と爪根が交わるところを結び、その中心から直角に伸ばした線と爪先との交点が、その爪の中心点となります。

中心点を出すとき、2BやBなどの軟らかい鉛筆を利用すると、直接爪に線を書くことができてわかりやすいでしょう。

小指などの爪は、多くの場合ゆがみの度合いが大きいので、中心点がとりにくくなります。ともすれば、爪ではなく指に沿って中心点を出してしまいます。これでは、正しく爪切りを行なうことができません。

2 爪を正しく切る

正しく中心点がとれたら、中心点の左右対称に爪が伸びるように切っていきましょう。

爪にゆがみがない場合には、中心点の左右が対称になるように切りましょう。また、爪にゆがみがあり中心点がずれている場合には、ずれている方向と反対側を多めに切っていきます。いずれの場合も、1回でたくさん切るというのではなく、何回にも分けて少しずつ切り進むようにします。

医学的にも裏付けのある「血の道療法」

「血の道療法」の代表的な手ワザである「爪切り」がどれほどの効果を発揮するかについての研究データがあります。

日本フットケア協会と富山大学医学部が共同で行なった研究で、40歳代の女性の足指に爪切りケアを行ない、ケアの前後で血流や体温の変化がどう変わるかを調べたものです。

この結果、手足の動脈や静脈の血流は数倍にも改善されました。また、体温の上昇も顕著に見られました。

「血の道療法」の手ワザが血行の改善やカラダ温めに効果のあることが、数値的にも裏付けられました。

血流量の変化（mℓ／分）	爪のケアを行なう前	ケアの3カ月後
左大腿静脈	155.8	793.0
右大腿静脈	108.5	532.5
右橈側皮静脈	82.5	105.6
右橈骨動脈	62.9	92.2

足先の平均温度の変化（度）

爪のケアを行なう前	ケアの3カ月後
30.5	32.7

理想的な爪切りのやり方

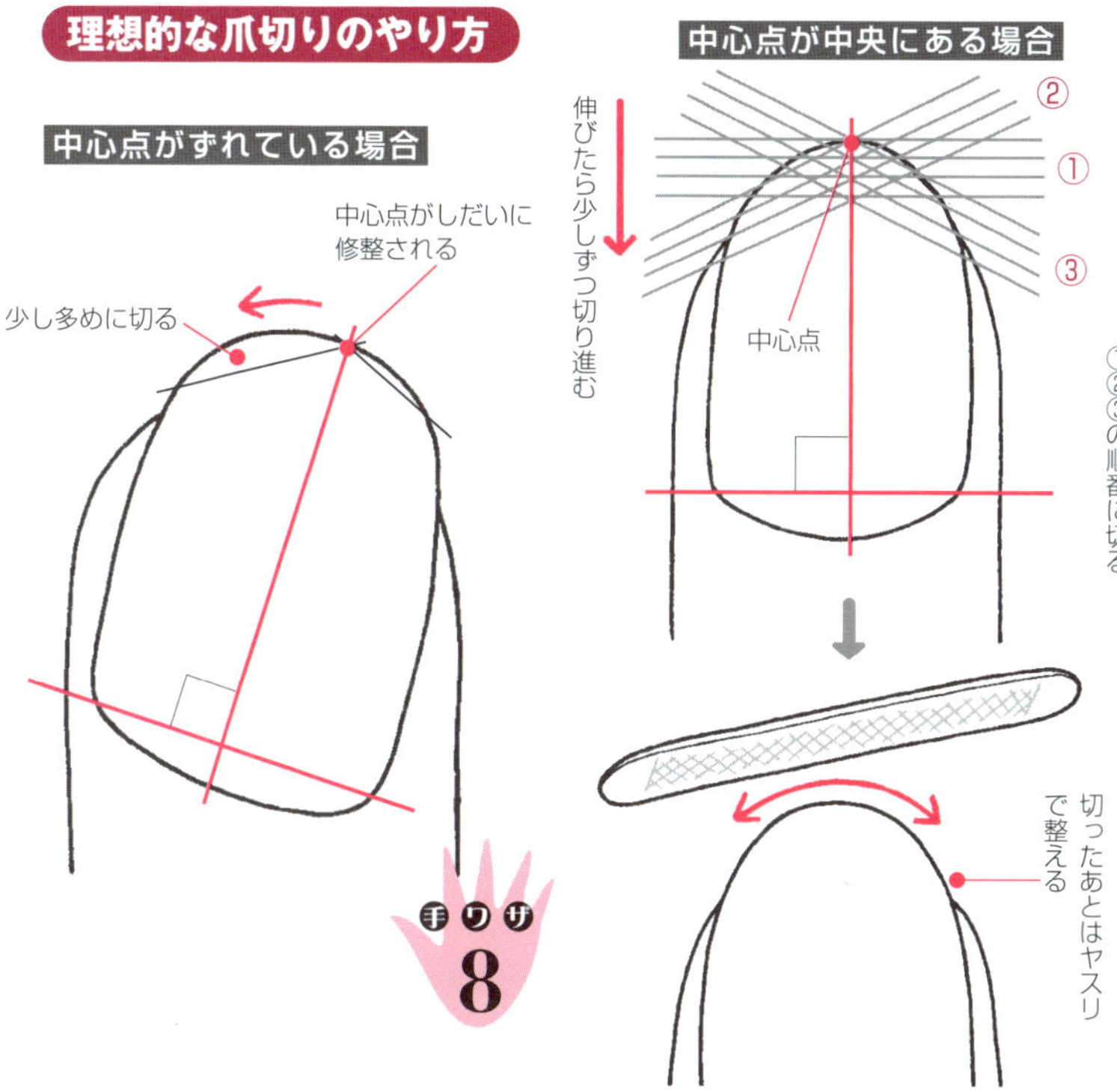

中心点がずれている場合
中心点がしだいに
修整される
少し多めに切る
中心点が中央にある場合
伸びたら少しずつ切り進む
②
①
③
中心点
①②③の順番に切る
切ったあとはヤスリで整える
手ワザ
8

　＊＊＊

爪が伸びる速さは、個人差もありますが、1日に0・1ミリほどといわれています。手の爪が約半年、足は約1年で生えかわるといいます。

巻き爪は、1週間とか1カ月といった期間で治るのではなく、半年、1年というスパンでケアしていくことを考えなくてはなりません。中心点が爪の真ん中を通るようになれば、指先の毛細血管の血のめぐりも回復してきます。

ここで紹介した爪切りは、左右の両手両足すべての指に共通したものです。

爪切り後は、ヤスリで軽く切り口を整えておきましょう。

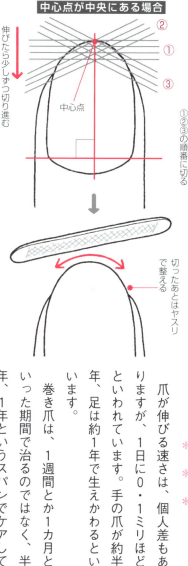

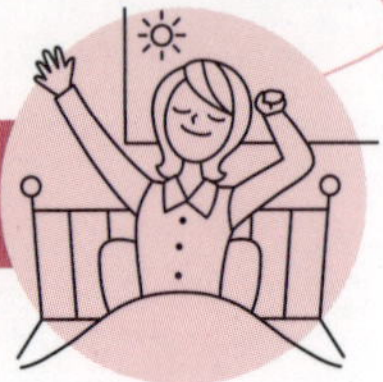

朝、目覚めたら……

頭・顔・首をリフレッシュ

起床時は、その日の体調を占う、絶好の時間です。

目覚めたとき、どこかに不調はないでしょうか。気分はどうでしょう。

スッキリ目が覚めましたか？

また、軽くカラダを動かしてみて、どこかにこわばりがないかもチェックしてみましょう。

首から上が特に要注意！　この部位は、「健康のバロメーター」です。カラダが冷えていると、さまざまな症状が出てきます。

＊　＊　＊

冷えていると首から上にさまざまな症状が

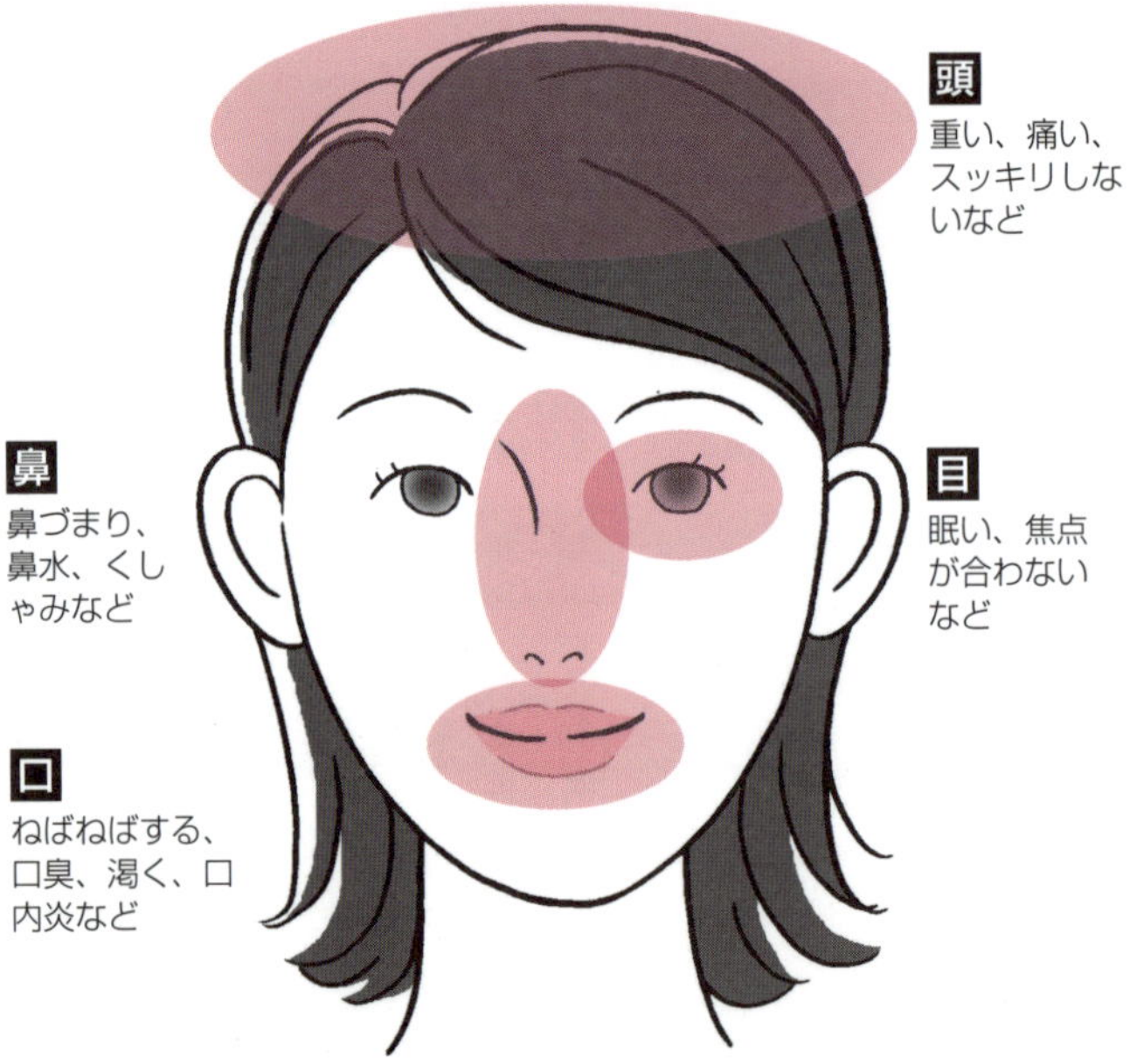
頭
重い、痛い、スッキリしないなど
鼻
鼻づまり、鼻水、くしゃみなど
目
眠い、焦点が合わないなど
口
ねばねばする、口臭、渇く、口内炎など

重く感じられる目がスッキリ

手ワザ 9

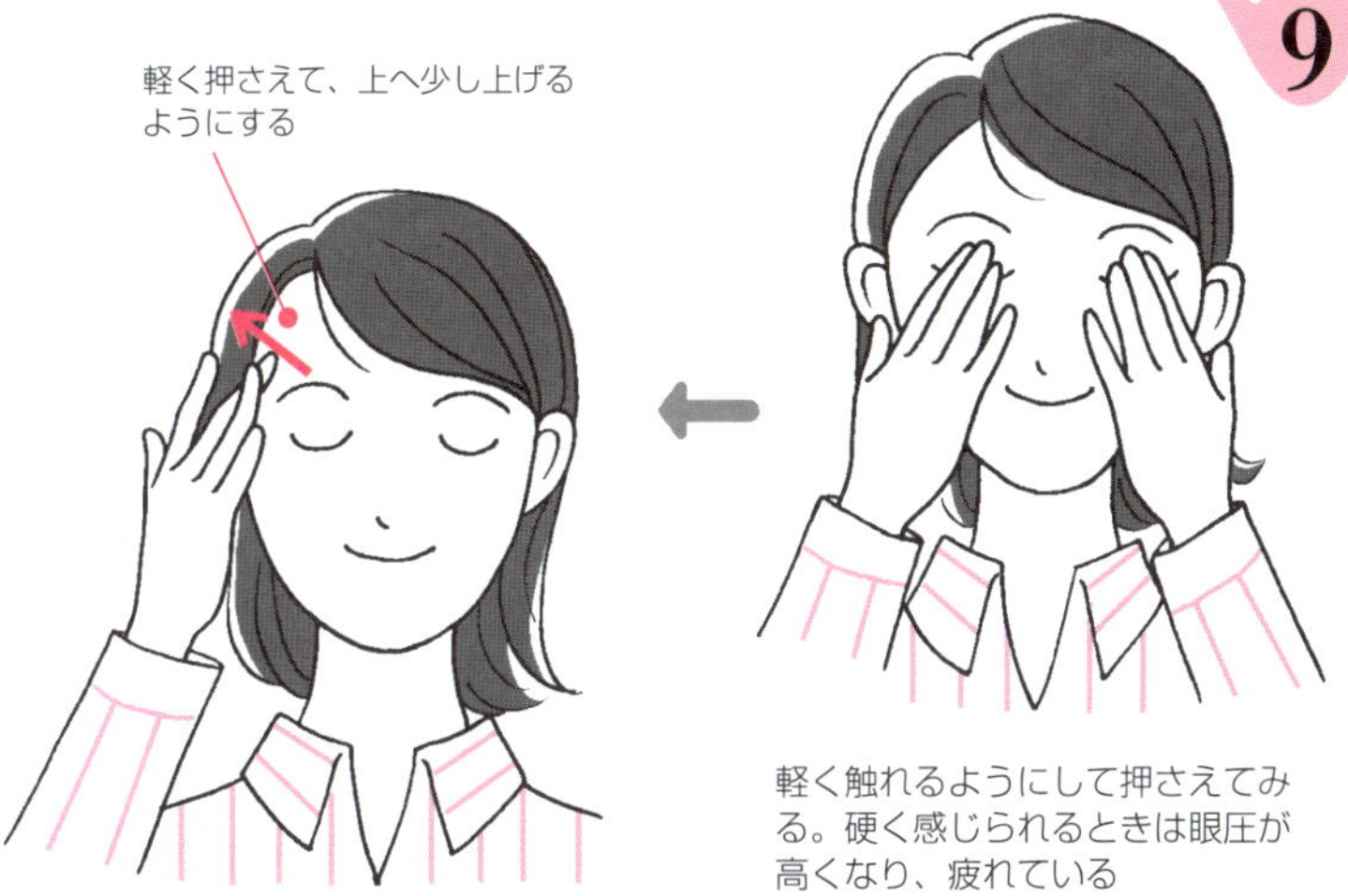

軽く押さえて、上へ少し上げるようにする
軽く触れるようにして押さえてみる。硬く感じられるときは眼圧が高くなり、疲れている

目が重く感じませんか？

そういうときには、実はカラダが冷えていることが多いのです。

両方の手のひらで顔を覆い、中指の先の柔らかい部分がまぶたのところに来るようにしてください。

左右どちらかが硬く感じることはありませんか？　硬く感じるのは、目が疲れて眼圧が高くなっていることを示しています。

同じ側にある眉の斜め上を指先で軽く押さえ、上へ軽くずらすようにしましょう。それだけで目や周囲の血行がよくなり、重く感じられていた目がスッキリと感じられるようになってくるでしょう。

＊＊＊

頭が重いとき、これは肩にこわばりがあるケースです。肩の筋肉の血流が滞っていて、酸欠状態になっています。

＊＊＊

耳を引っ張るだけで、重く感じられていた頭がスッキリとしてきます。引っ張るといっても、「優しくつまんで広げる」といった感じの力の入れ方です。

まず上方向へ、次に横、最後に下方向です。

首から上の血行がよくなるので目の疲れ、肩こりなどにもおすすめです。

＊＊＊

首

は、［血の道療法］ではとても重要な部位と考えます。

頭と胴体をつなぐ首のほか、

頭がスッキリ目覚める

手ワザ 10

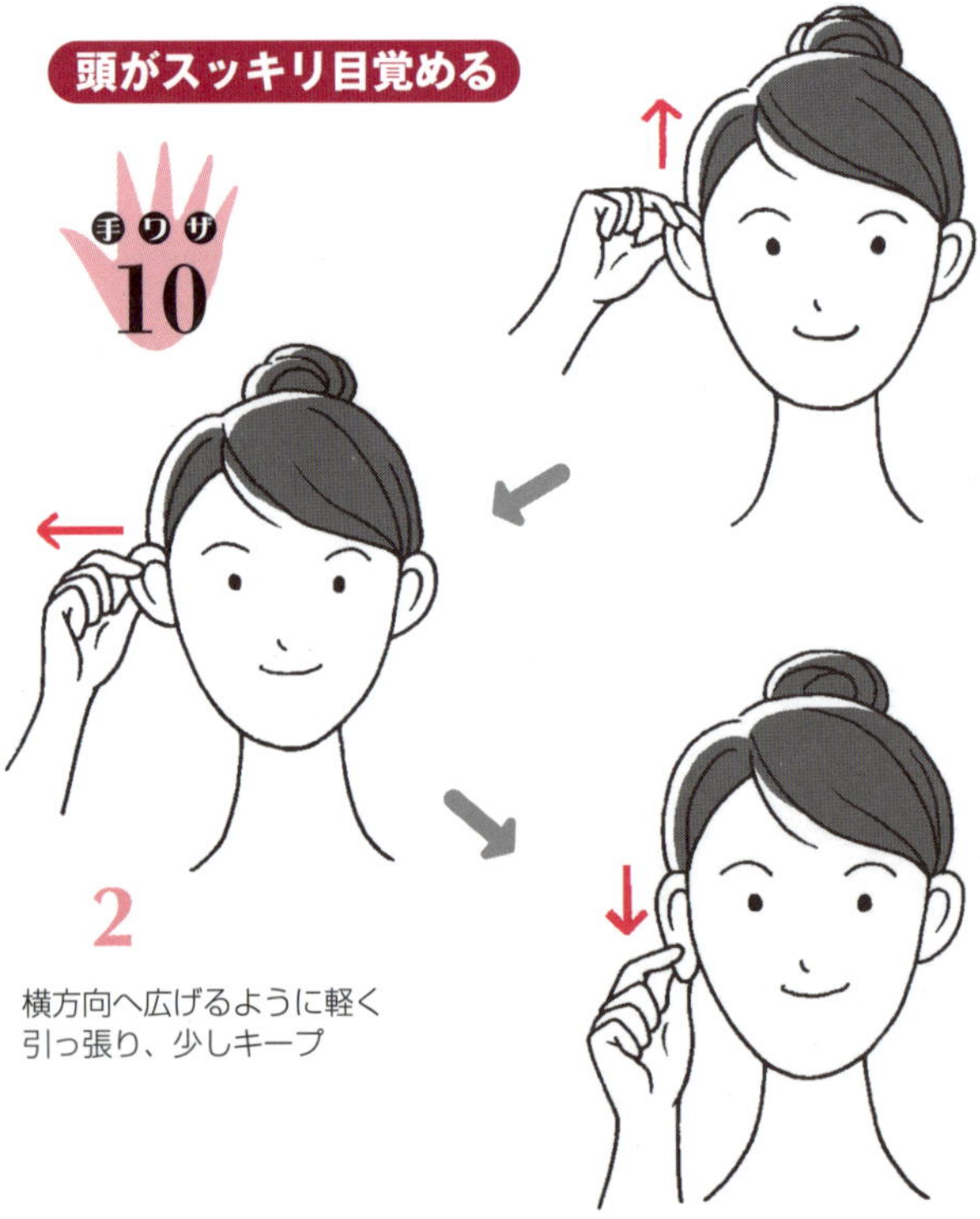

1
斜め上方へ軽く引き上げ、少しキープ

2
横方向へ広げるように軽く引っ張り、少しキープ

3
少し外側に向けて下方へ引っ張り、少しキープ

うがいは冷えの解消に最適

手ワザ 11

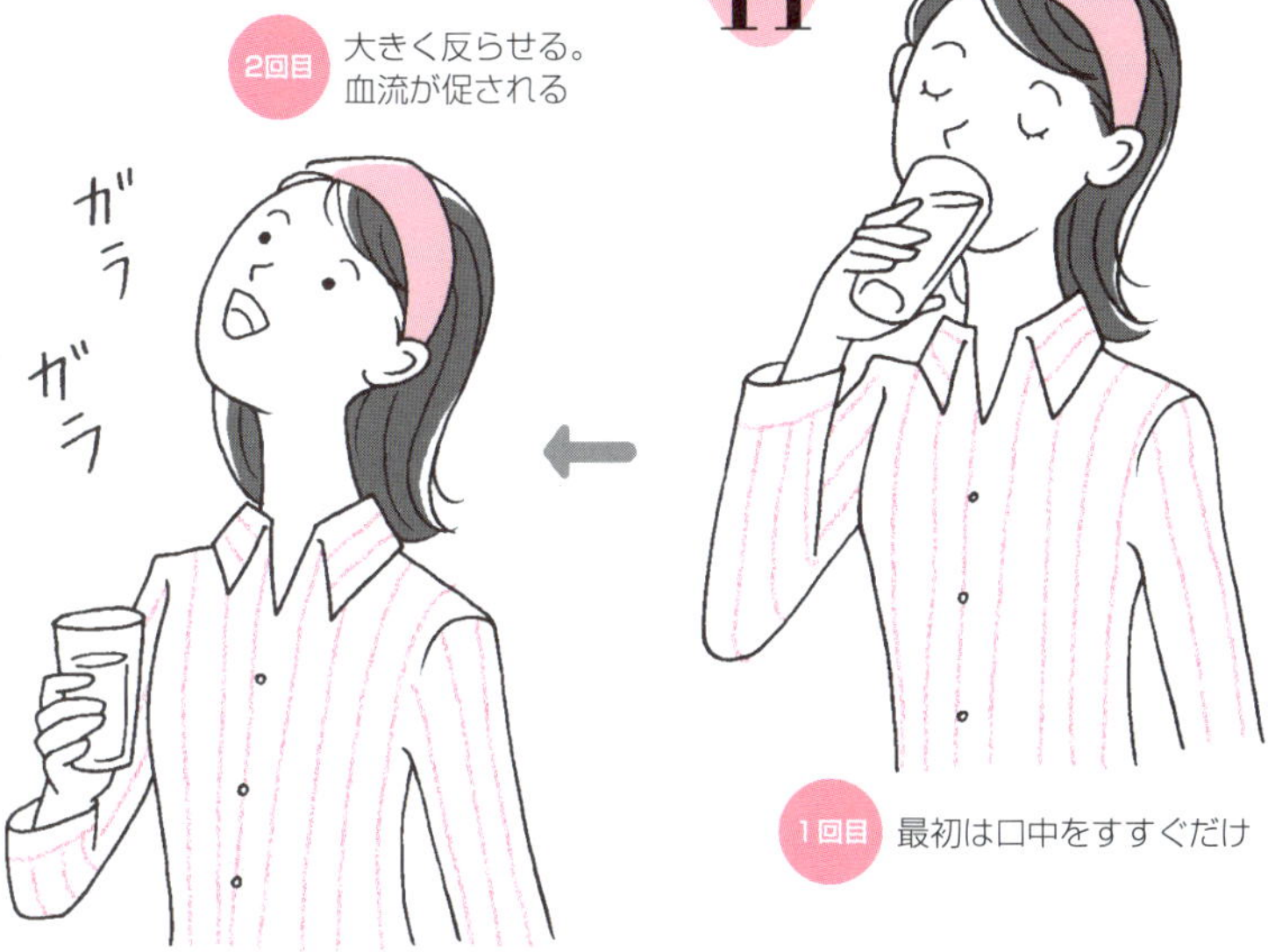
2回目
大きく反らせる。
血流が促される
ガラ
ガラ
1回目
最初は口中をすすぐだけ

同じく「首」の字がつく手首、乳首、足首も同様です。細くくびれた部分なので、血管が集中しています。

首の場合、のどを反らす動作が効果的です。朝の洗面のときに、うがいをしましょう。

首の部分の血流が促され、冷えの解消に最適です。さらに、のどに入った雑菌を取り除くこともでき、うがいは病気予防にも役立ちます。

ただし、まず口中をすすいで、口中の雑菌を取り除き、2回目でのどを反らしてうがいするのがポイントです。

首の血流が促されるので、首のしわとりにも効果的です。

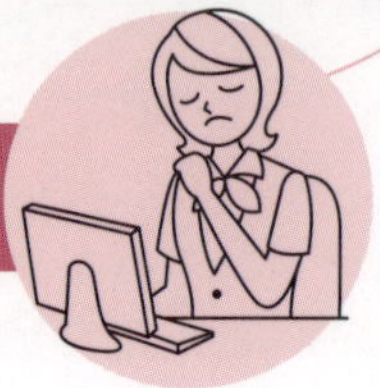

午前中の疲れは昼にとる

肩・腕の疲れをとる

「血の道療法」では、疲れやカラダの不調を長くためないように心がけます。午前中の疲れは、午後に持ち越さず、昼のうちに取り除いておきましょう。

＊＊＊

肩

こりなど肩から首筋にかけての症状の多くは、肩から背中にかけて広がっている筋肉がゆがんでいることで引き起こされます。

普通、肩のゆがみは左右どちらかに出ていますから、それをまず、チェックしましょう。

はじめに、腕を前に伸ばし、両方の手のひらを上に向けます。次に親指から順に人さし指、中指、薬指、小指を左右同時に折り曲げていきます。

肩の筋肉のゆがみをチェック

手ワザ 12

親指から順に折り曲げていって、曲げにくいほうがある場合、そちら側の肩の筋肉がゆがんでいる

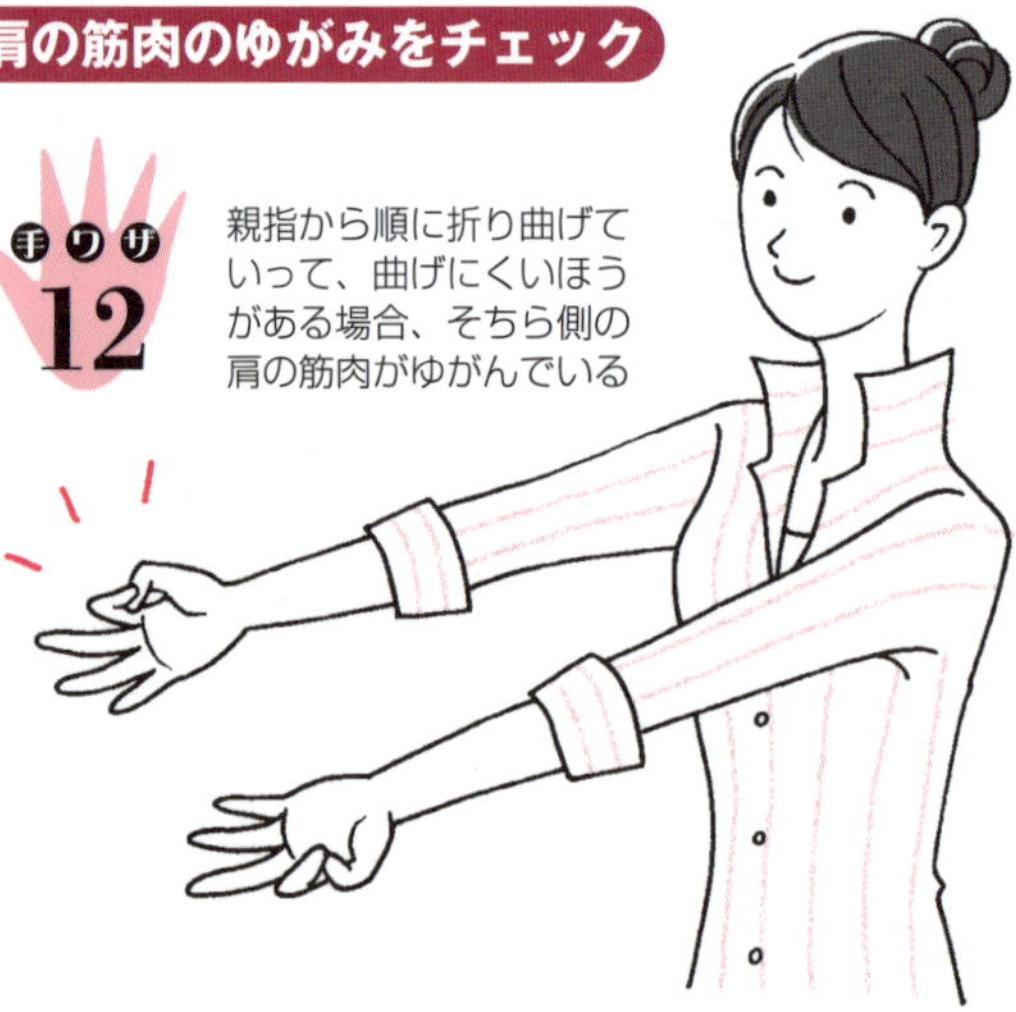

すると、左右どちらかが折り曲げにくいことに気づくはずです。

このとき、折り曲げにくいほうの肩の筋肉がゆがんでいると考えられます。このゆがみが原因となり、血のめぐりが滞り、肩こりなどの症状が起こっているのです。

＊＊＊

肩の筋肉のゆがみを正すには、まず、折り曲げにくいと感じたほうの腕を少しずつ広げながら、指を折り曲げてみましょう。すると、ある角度まで開くと、左右同じ感覚で指を折り曲げることができるようになります。

つまり、左右の腕の一方はまっすぐ前に突き出され、もう一方はやや広がった状態になります。

この状態で、指の折り曲げ動作を5～6回行ないましょう。こうすることで、筋肉のゆがみは少しずつ改善され、肩こりも感じにくくなってくるはずです。

肩のゆがみを正す①

手ワザ 13

左右の腕とも同じ感覚で曲げられる位置をさがし、その状態で指を折り曲げる

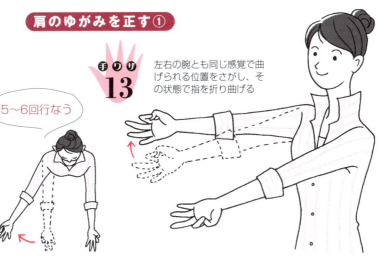

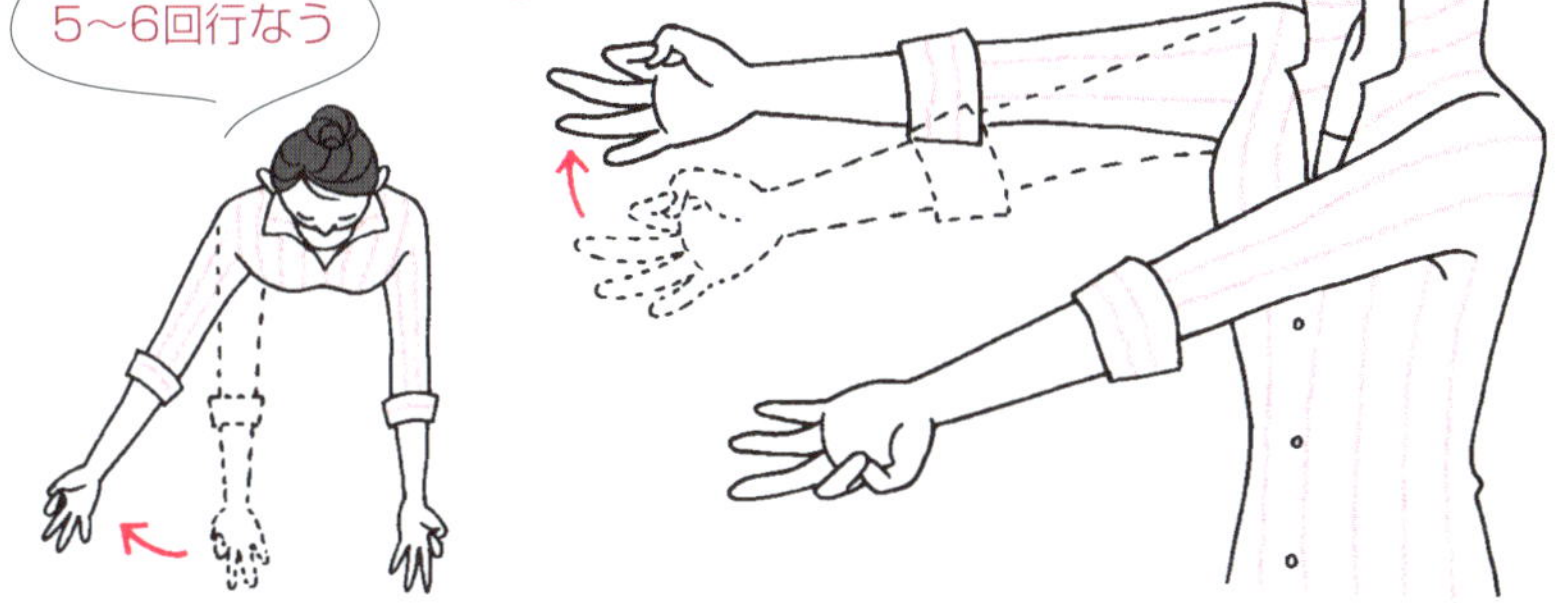

肩のゆがみを正す②

手ワザ 14

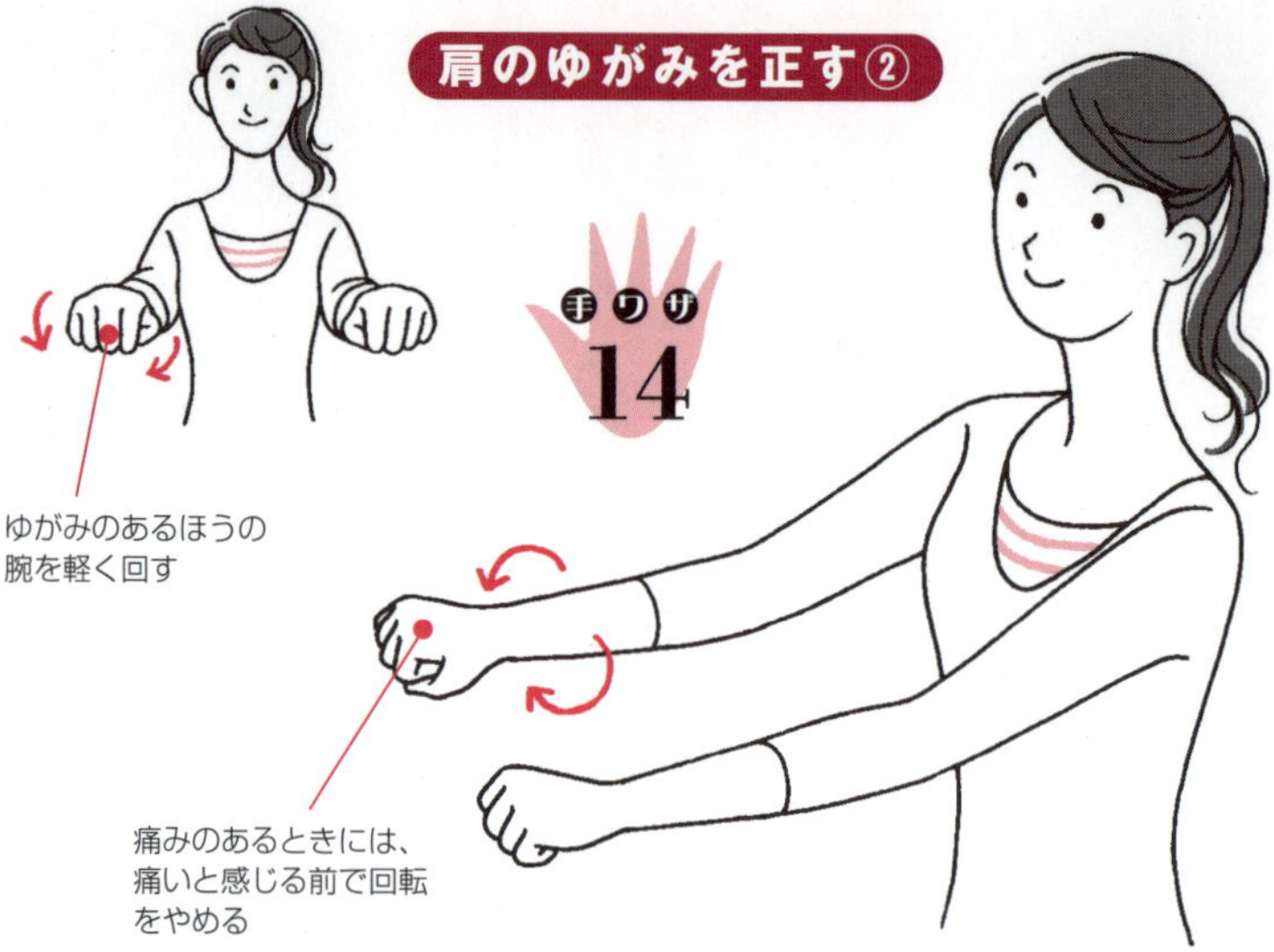
ゆがみのあるほうの
腕を軽く回す
痛みのあるときには、
痛いと感じる前で回転
をやめる

腕の動作で肩のゆがみを正す方法があります。

軽く握りこぶしをつくって腕を前に突き出します。腕は完全には伸ばし切らず、少し曲げておきます。次に、握りこぶしを軽く内側へ回します。そのまま、肘から前をごく軽く、内側、外側と動かします。

このとき、腕の左右の位置は、肩の筋肉のゆがみをチェックしたときにゆがんでいた側を少し開き気味にしておきます。

手ワザ⑬と⑭を、組み合わせて実践することで、肩の筋肉のゆがみが徐々に正されます。

バッグの疲れない持ち方

ふだん、手さげバッグやショルダーバッグをどのように持っていますか？

多くの人が、手さげバッグの場合、持ち手をぎゅっと握りしめているのではないでしょうか。ショルダーバッグは、何気なく肩にかけて――。最近は斜めがけしたり、ストラップを長めにして肩にかけたりしているかも知れません。

こうした持ち方は、肩にとても負担をかけてしまいます。そのため、筋肉のゆがみの原因となり、ひいては冷えを引き起こすこともあります。

［血の道療法］では、手さげバックやショルダーバッグの疲れない、冷えない持ち方をおすすめしています。

手さげバッグは、親指と小指を除いた3本の指にかけ、薬指で支えるイメージで持ちます。ショルダーバッグは、バッグ本体が腰の位置にくるようにストラップを調節し、お尻のところに手のひらを入れて軽く支えてください。

この持ち方をするだけで、肩への負担は10分の1に軽減されます。

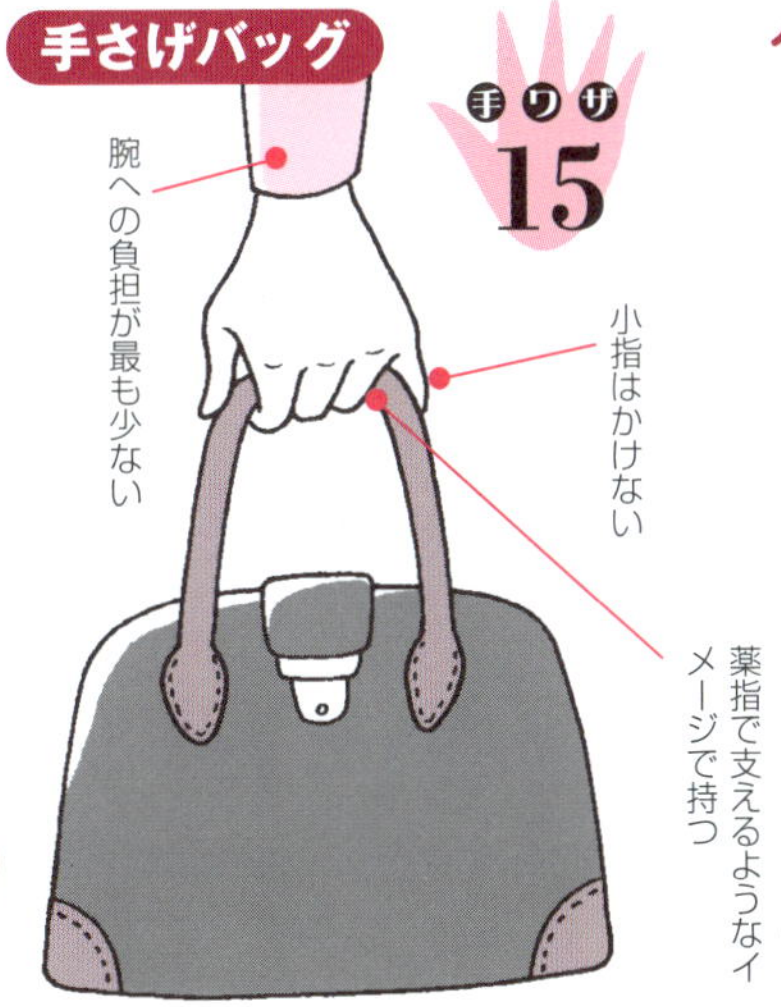
手さげバッグ
手ワザ 15
腕への負担が最も少ない
小指はかけない
薬指で支えるようなイメージで持つ

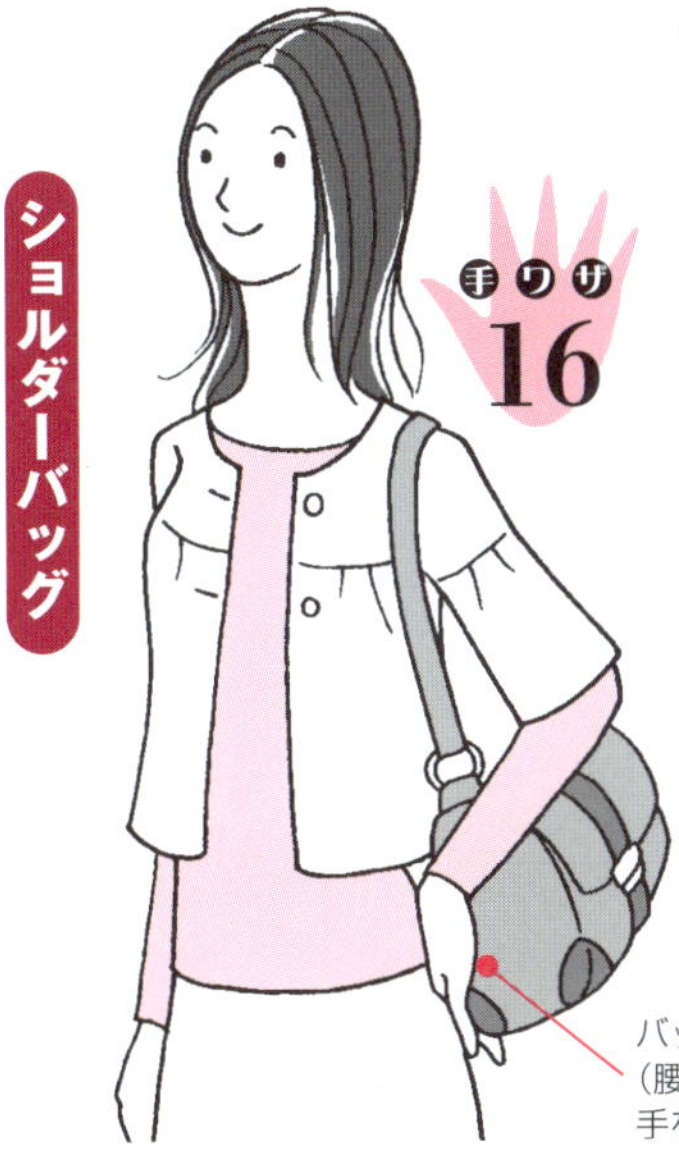
ショルダーバッグ
手ワザ 16
バッグを後方へずらして、骨盤(腰骨)の上にのせるイメージで手を添える

座りながら、話しながら

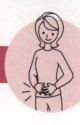

お腹の筋肉のゆがみを整える

手ワザ 17

腹直筋を伸ばす段ボールツール

内

臓も、［血の道療法］の対象となります。主としてお腹のあたりの筋肉がゆがんでいると内臓へも影響が及び、冷えの原因となるからです。

ちょうどおへそのあたりを中心として、腹直筋と呼ばれる筋肉が、左右平行に走っています。この筋肉がゆがんでいたり、縮こまっていたりするのがよくありません。

腹直筋をまっすぐに伸ばす必要があります。そのためのツールのつくり方を紹介します。厚手の段ボールを用意し、6センチ×12センチの大きさに切ります。その中心に「×」印を書き入れ、その部分がちょうどおへそと重なるようにお腹に当ててください。パンツやスカートな

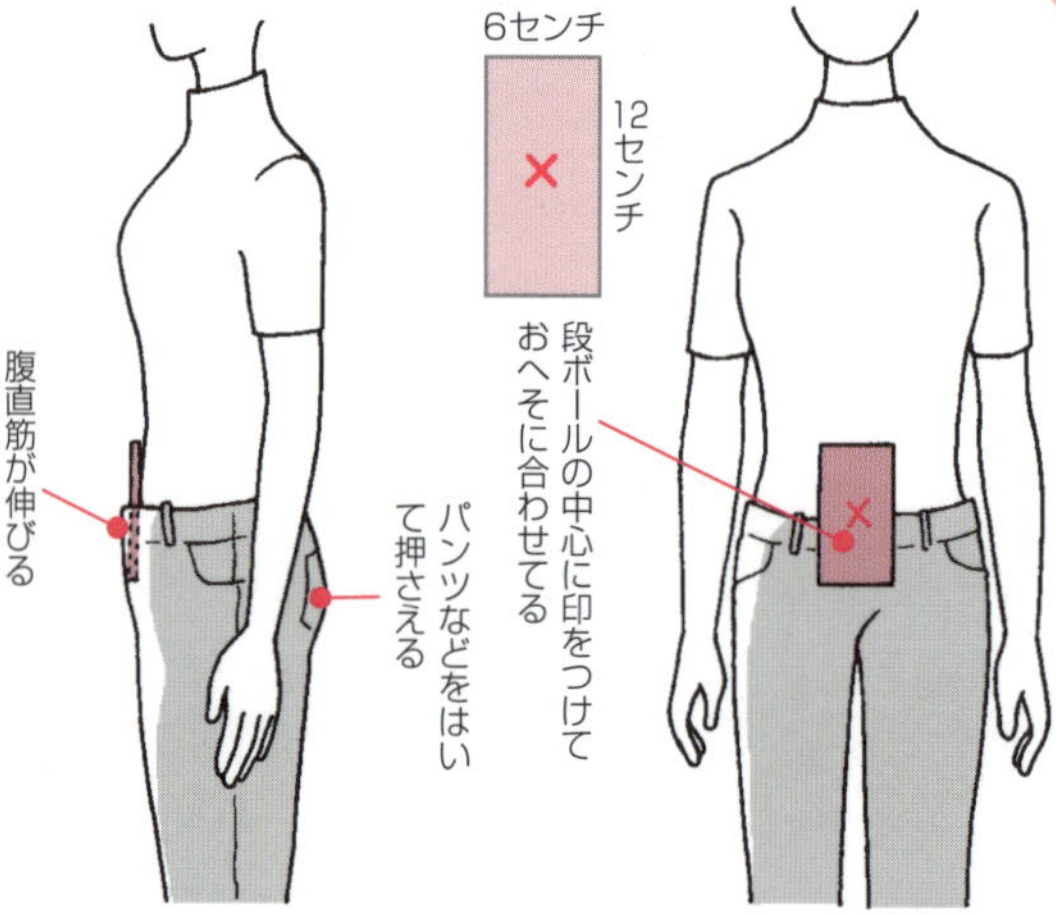
6センチ
12センチ
段ボールの中心に印をつけておへそに合わせてる
パンツなどをはいて押さえる
腹直筋が伸びる

腹直筋を伸ばすテクニック

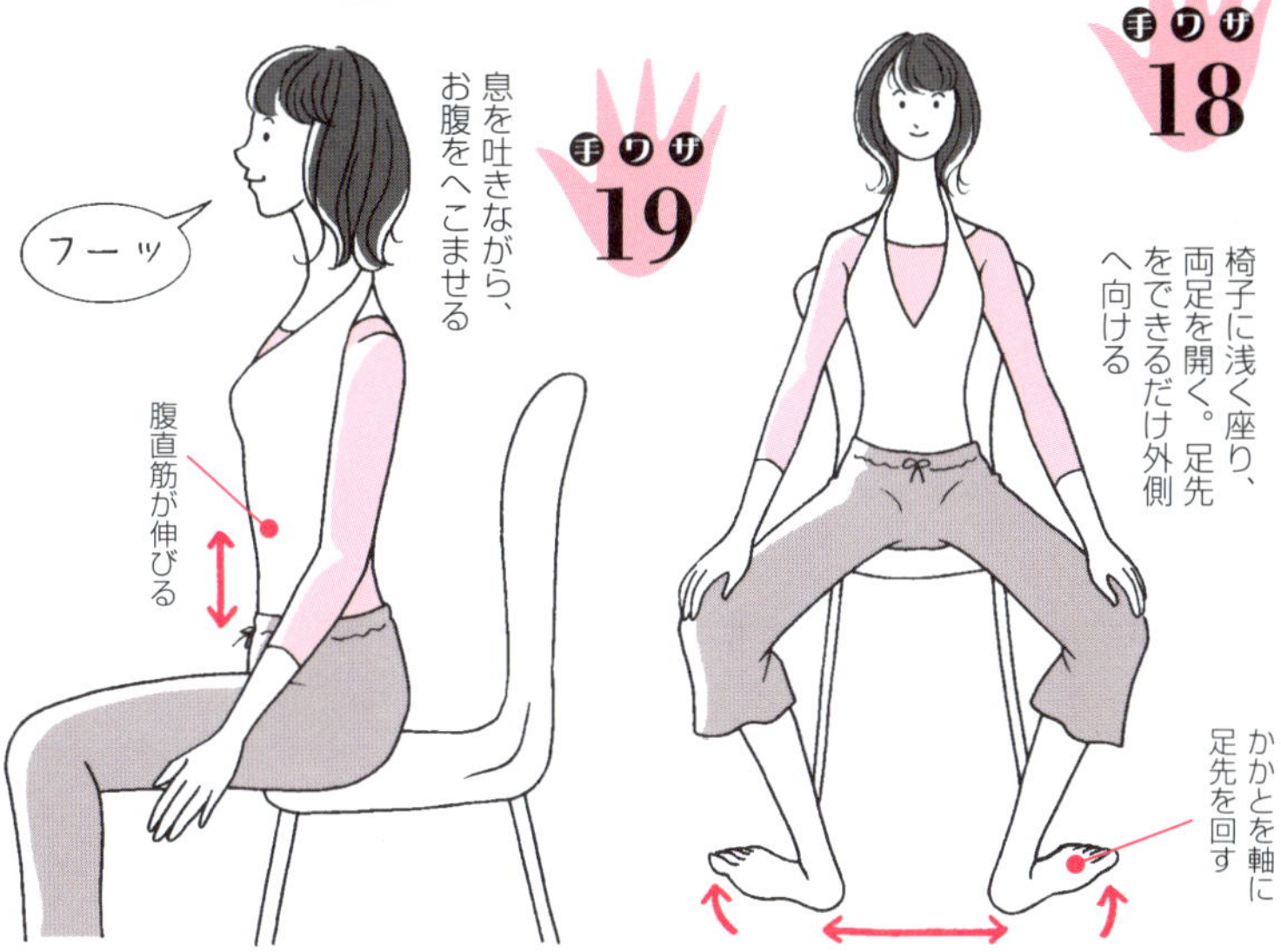
手ワザ
18
椅子に浅く座り、両足を開く。足先をできるだけ外側へ向ける
かかとを軸に足先を回す
手ワザ
19
息を吐きながら、お腹をへこませる
フーッ
腹直筋が伸びる

どを上からはいて、落ちないように押さえます。

段ボールが当てられているために、お腹がまっすぐに伸びていると思います。

そのままの状態を保ちます。

腹直筋がまっすぐに伸び、ゆがみを整えるトレーニングになるのです。

＊＊＊

腹直筋を整える椅子の座り方があります。椅子に浅く腰掛け、両足を開きます。そのまま、かかとを軸にして足先を外側へ回してキープ。

この状態を保ちながら、息を吐き、お腹をへこませます。つまり腹式呼吸をします。

うまくできない人は、声を出しながら息をはきます。

腰を伸ばすことでシェイプアップ効果も

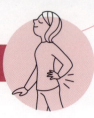

腰回りの筋肉を鍛えよう

腰は、カラダの上半身と下半身とを結びつけるかなめのようなところです。五つの腰椎と仙骨・恥骨・座骨などからいわゆる「腰骨」が構成され、それらを支えているのが中殿筋や大殿筋といった「お尻の筋肉」です。

カラダの大事な部位であるだけに、腰を傷めると全身に影響が出てきます。

腰の骨や筋肉がゆがんでいると、姿勢に影響が出てきます。それにより、筋肉が圧迫されて血のめぐりが悪くなる——。それが冷えの原因となってしまいます。

＊＊＊

姿勢をよくすることは、冷えの解消への近道です。ここでは、姿勢を正しく保つための椅子の座り方を紹介します。

手ワザ 20

冷え解消によい椅子の座り方

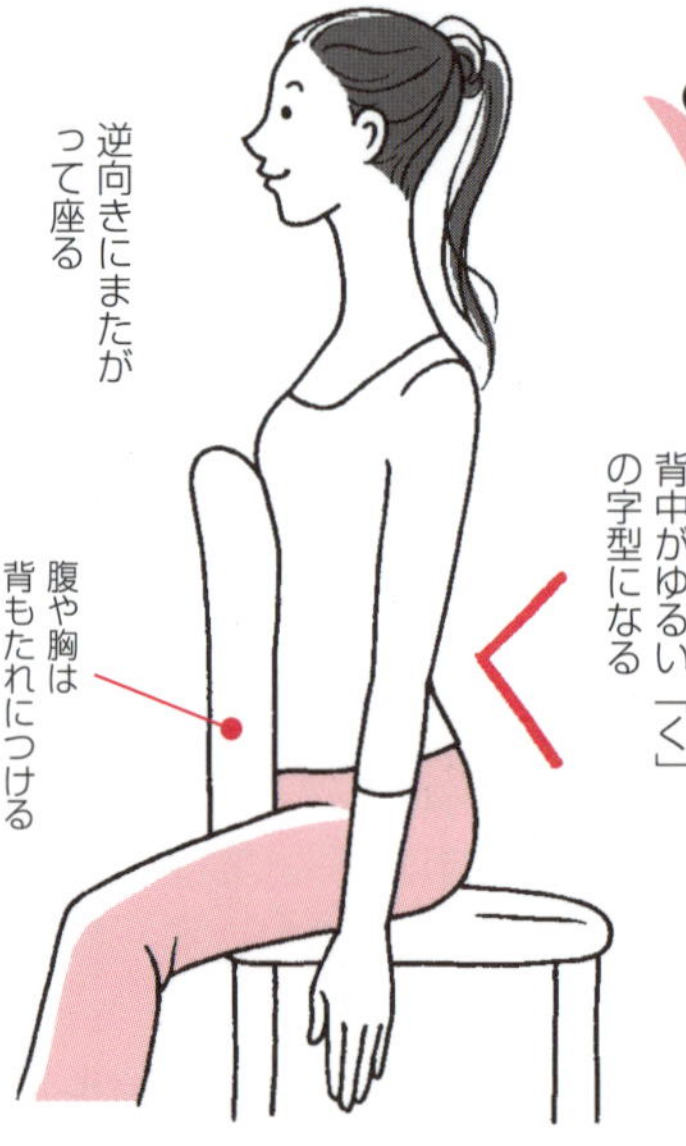
逆向きにまたがって座る
背中がゆるい「く」の字型になる
腹や胸は背もたれにつける

最も効果の大きいのが、椅子に逆向きに座る方法です。腹から胸は椅子の背もたれにくっつけます。

そうすると、背中のちょうど腰椎のあたりで、「く」の字の状態になるはずです。この姿勢が最も正しい姿勢です。

＊＊＊

ふだん、オフィスなどでは、椅子に逆向きに腰掛けることはできません。

手ワザ 21

日常的に姿勢を正しくする方法

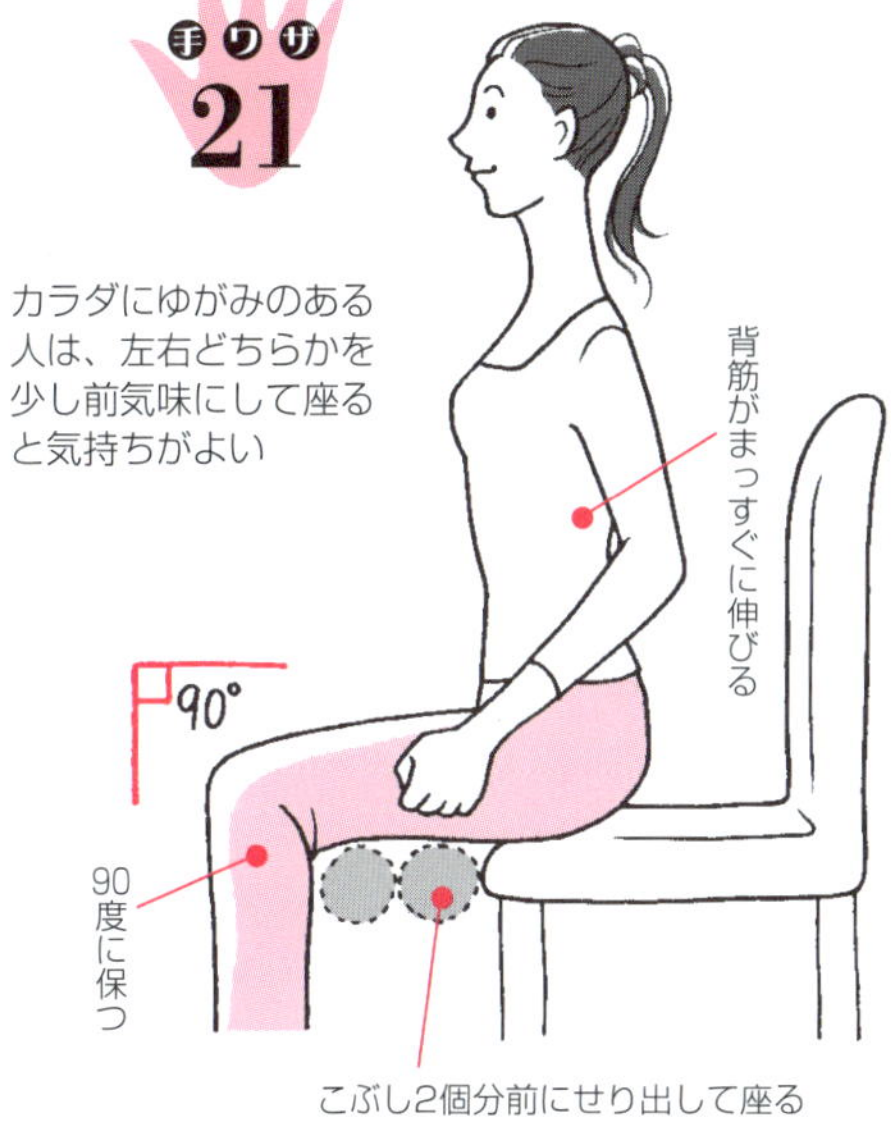
カラダにゆがみのある人は、左右どちらかを少し前気味にして座ると気持ちがよい
背筋がまっすぐに伸びる
90°
90度に保つ
こぶし2個分前にせり出して座る

そこで、通常の腰掛け方で、姿勢を正すのによい方法があります。

背もたれを使わずに腰掛けます。膝の内側から椅子の端まで、こぶし2個分くらいが最適です。膝の角度は90度にしてください。

これでオーケーです。背もたれに寄りかからない限り、背筋はまっすぐに伸びています。

この姿勢は、カラダのラインをとても美しくしてくれます。女性にとっては、一石二鳥ですね。

タオルを使ってヒップアップして、冷えも解消!!

「血の道療法」では、タオルを効果的に利用する手ワザがたくさんあります。バスタオルや浴用タオルなどを縦に細長く巻き、輪ゴムなどで留めたものを用意します。

ここでは、腰の周辺での利用方法を紹介しましょう。

まず、お尻のシェイプアップ。ちょうどお尻の骨と筋肉のあたりに当て、ごくごく軽く揺すります。こうするとみるみるお尻が上がってきます。

今度は、腰に当てて軽く揺すりましょう。腰痛防止にも役立ち、冷えも解消します。

また、下から太ももにあてがい、これも軽く揺すります。

太ももには筋肉が集中しているので、血のめぐりをよくする効果は抜群です。

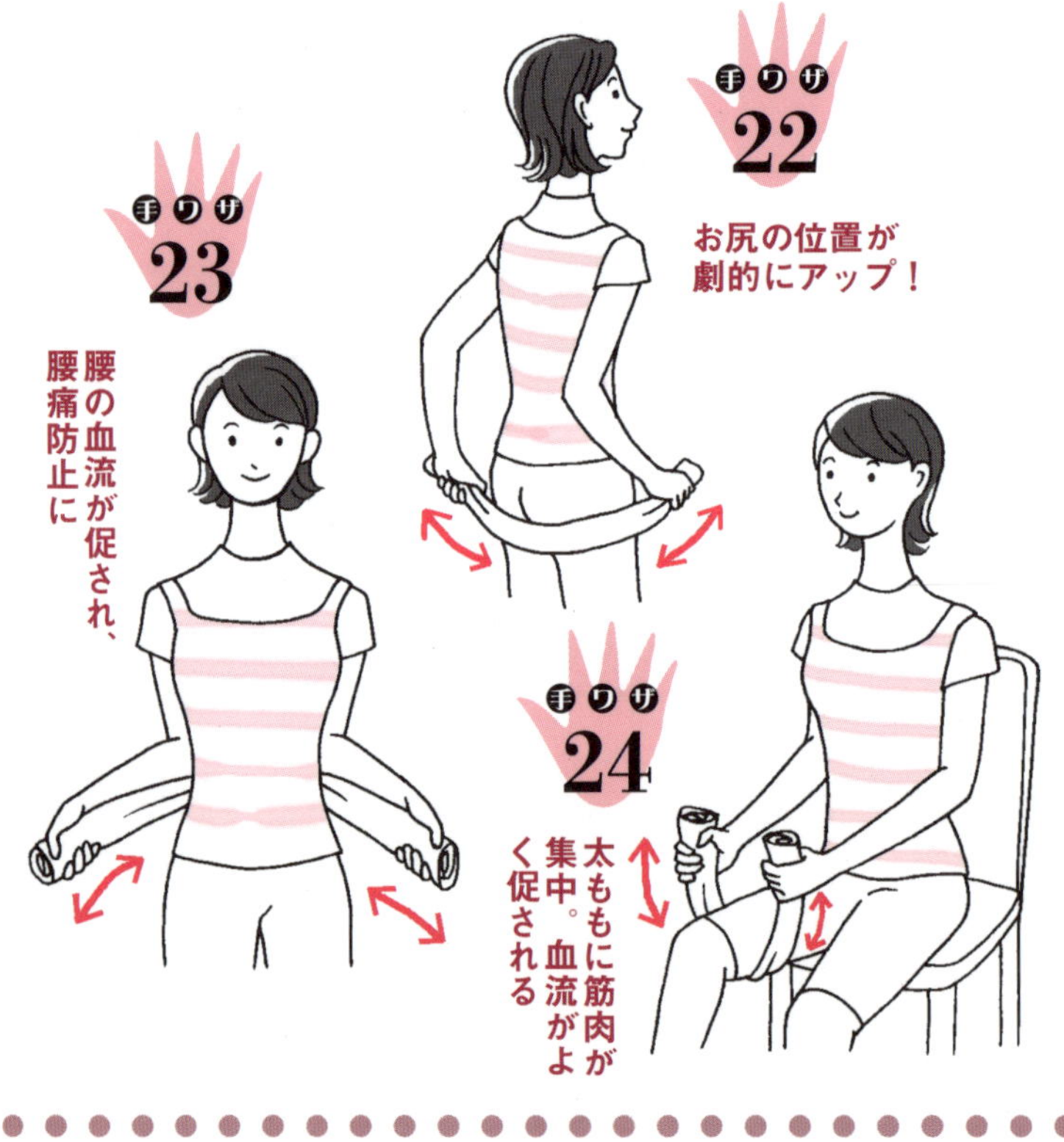
手ワザ 22
お尻の位置が劇的にアップ！
手ワザ 23
腰の血流が促され、腰痛防止に
手ワザ 24
太ももに筋肉が集中。血流がよく促される

Part 2

症状別

冷えとり手ワザ 決定版！

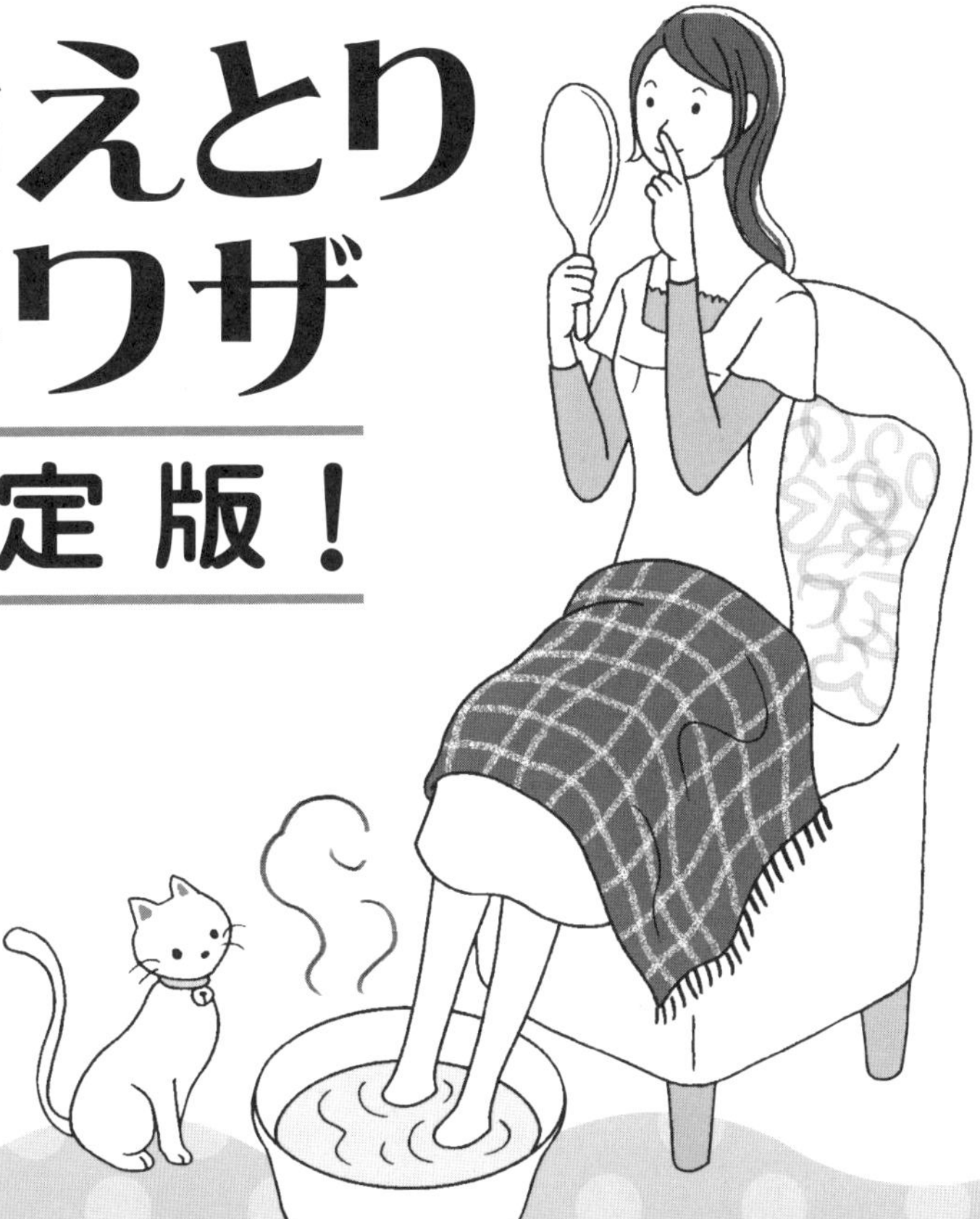

冷えとり手ワザは

全身を整えカラダの各部分の症状をやわらげる

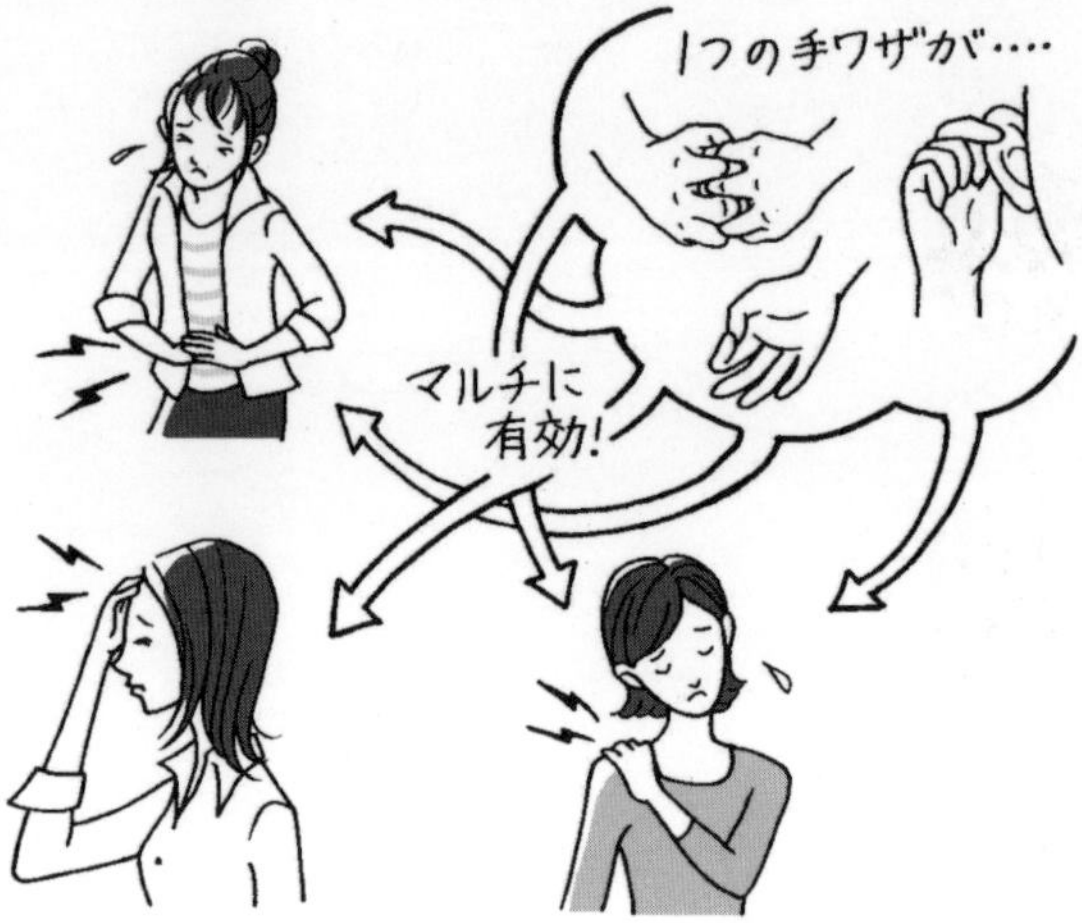

一つの手ワザがマルチに有効

本章では、慢性的に悩まされる不快な症状、ちょっと気になる症状、人にはいえない悩みについて、それぞれの症状を緩和する「冷えとり手ワザ」を紹介していきます。

［血の道療法］は、西洋医学とは異なり、それらの症状を治療するというものではありません。全身の血のめぐりを改善したり、ゆがみを修整するなどしてカラダ全体を整えることで、カラダの各部に生ずるさまざまな症状を緩和していこうとするものです。

そのため、ここで紹介する冷えとり手ワザは、どれもがカラダ全体を整えることに有効なものとなっています。従って、冷えとり手ワザがそれぞれの症状に1対1で対応するわけではありません。ある一つの手ワザは、あんな症状、こんな症状、こ

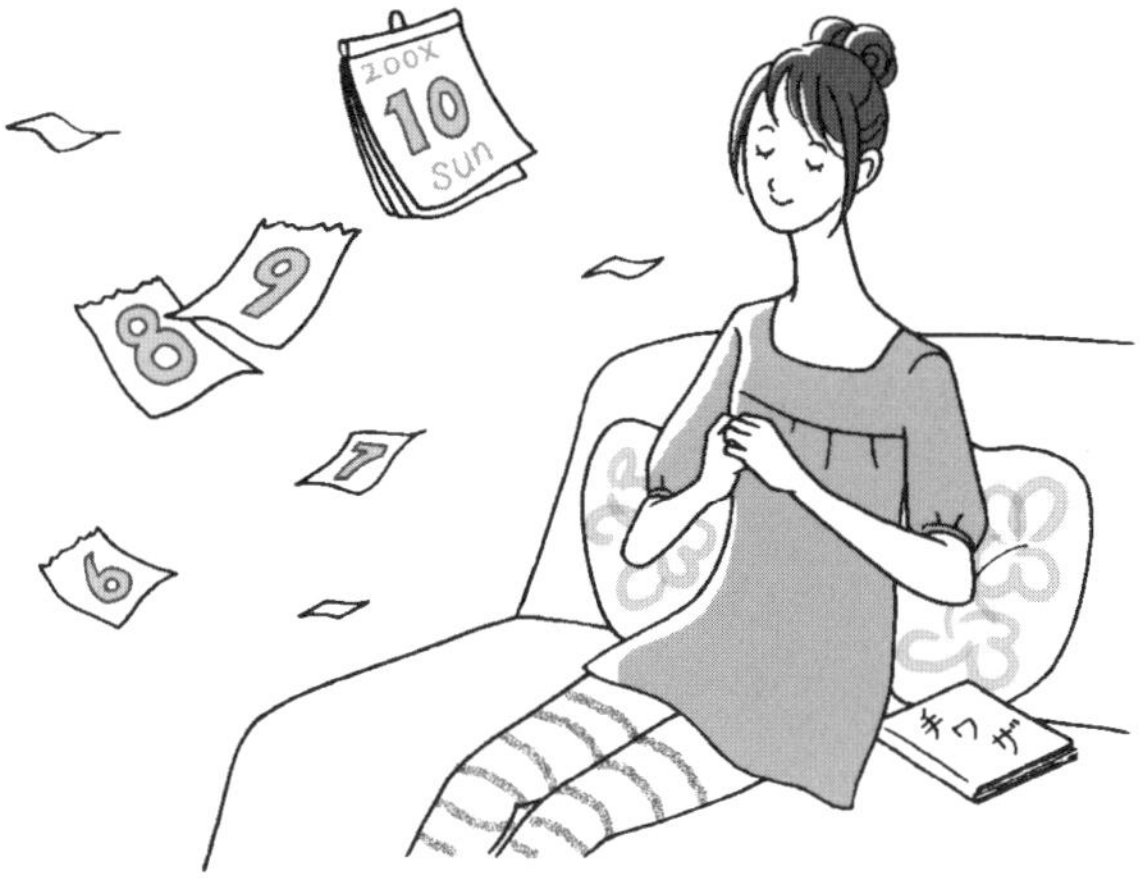

ういう悩みなどのどれもに有効だが、この症状の緩和にはより有効――。これが、本章での基本的なスタンスです。

カラダの部分別＋症状別の手ワザで全身を調整

何らかの症状で悩んでいる場合、「さくいん」などで、その症状に合う手ワザを見つけてください。そして、いくつかを試してみましょう。何よりも、三日坊主で終わらず、せめて2～3週間は続けてみてください。ゆるやかですが、少しずつ症状が緩和されていくこと実感していただけると思います。

また、最初の章で紹介している基本の手ワザ、カラダの部分別の手ワザと組み合わせてカラダ全体を整えるようにすると、カラダのゆがみも解消し、全身の血のめぐりがよくなります。そして、さまざまな症状も、しだいにひいていきます。

なお、症状によっては、冷えの原因が病気などのケースもあります。

［血の道療法］は、病気そのものを治す治療法ではありません。症状が緩和しないときは、ほかの原因が考えられますので、医師に相談してください。

頭痛

★首すじの血流を促す手ワザ

頭痛に悩まされている人はたくさんいますが、全身の緊張によって血のめぐりが滞ることで起っている場合が大多数です。よくカラダがこわばるといいますが、これは筋肉が緊張しているのです。特に頭痛は、首すじが緊張すると起こります。

そうしたつらい症状を緩和するには、血のめぐりをよくしてやることが必要です。カラダを温めるのと同時に、首すじにそってやさしくマッサージします。

また、頭をまっすぐにすると、後頭部にくぼみができます。ちょうど髪の生えぎわのあたりです。このくぼみのへりに左右の人差し指と中指、薬指をあて、そっと左右に広げます。

目をつぶりながらなど、リラックスしてやるのがコツです。何度か行なうと、痛みが少しずつやわらいできます。ここにあるすじ（筋肉）の血のめぐりがよくなるからです。

こんな症状にも有効です！

◎肩こり
◎首のこり
◎めまい

これらの手ワザは、誰かに行なってもらうのもよいでしょう。ほかに、カラダを温めるために、足湯なども効果的です。約40度の湯のなかに足を浸けて、ゆったりとくつろぐことが大切です。

手ワザ
25
後頭部のくぼみには、すじ（筋肉）が通っている
人差し指、中指、薬指の腹をそっと添えてなでる

手ワザ
26
ゆっくり左右に広げる

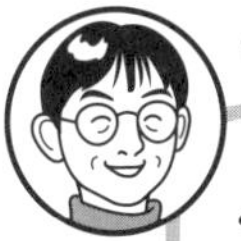
Dr.Kawashima's advice

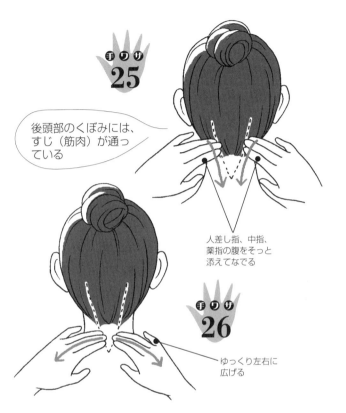

よく起こる頭痛は、頭の片側または両側がズキズキ痛む偏頭痛、頭部から首にかけて鈍く痛む緊張型頭痛です。特に後者の場合は、血流を促すと治りやすくなります。頭痛の裏には病気が隠れていることもあり、ひどいときには注意も必要です。

目の疲れ・耳鳴り

★首すじをマッサージ

長時間、根を詰めて仕事をしたときなど、目が疲れて重く感じられることがあります。また、頭が重く感じられ、ときとして、キーンと耳鳴りがすることも……。頭から肩にかけての筋肉が、ばりばりに張り詰めていると感じるのではないでしょうか。

このようなとき、鎖骨の三角形をした部分に、重力によって下がった筋肉が入り込み、血管を圧迫して血のめぐりが滞っていると考えられます。そのために、頭が重く感じられたり、目が疲れたり、耳鳴りがしたりするのです。

筋肉の入り込みは、年齢とともに大きくなります。

［血の道療法］の手ワザによって、鎖骨の間に入り込んだ筋肉をそっと引き出してやると、それまでの不快な症状がすっと軽減されていくはずです。

人差し指と中指、薬指を揃え、首すじに沿ってのどから鎖骨の

こんな症状にも有効です！

◎肩こり
◎頭痛
◎めまい
◎首のしわ

出っ張りまで、そっとなでます。出っ張りのところで、なかに入り込んだ筋肉を引き出すような感じです。

そのあと、鎖骨に沿って広げるようにさすると、筋肉が引き出されます。慣れると、血の流れが回復するのを実感することができるようになります。

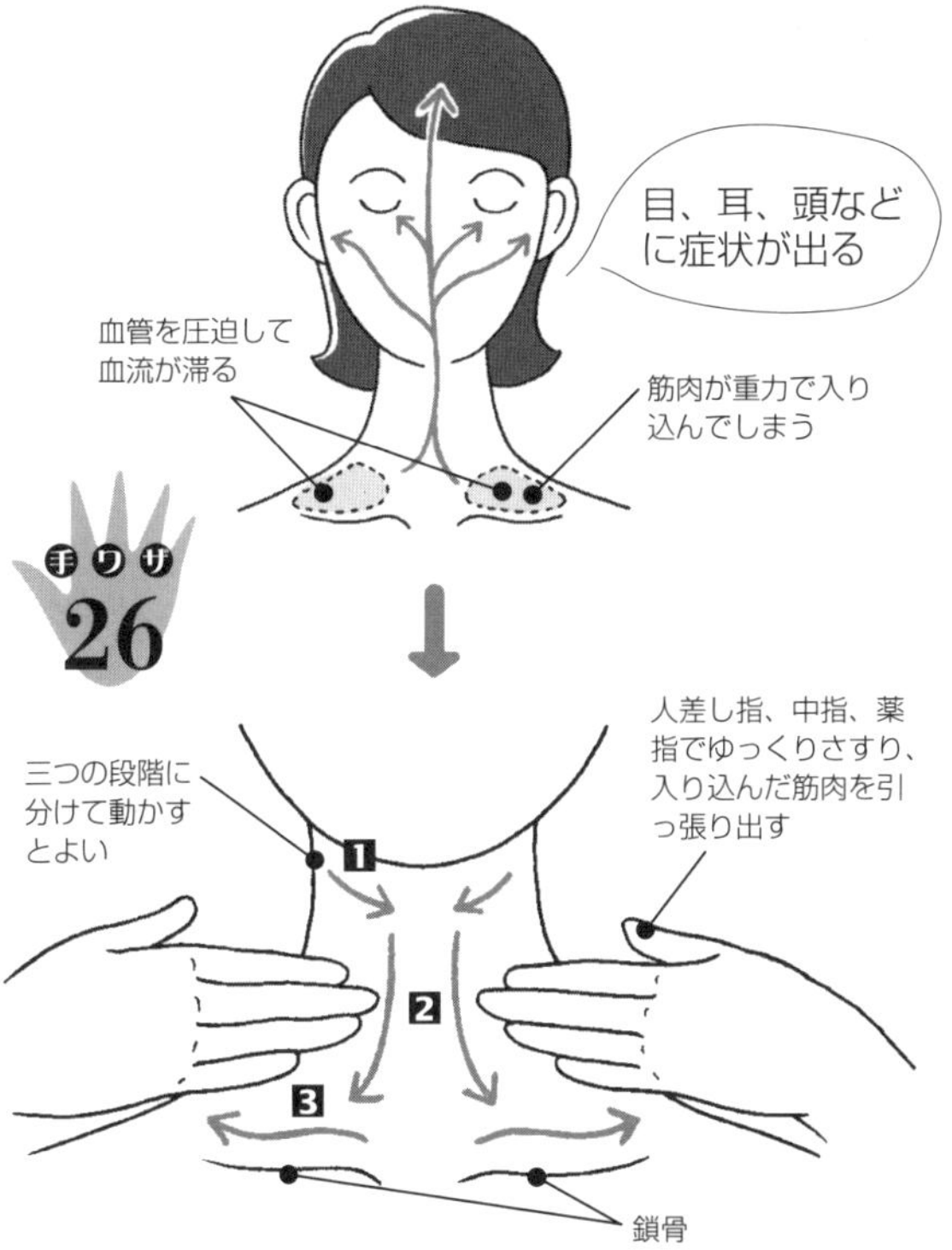

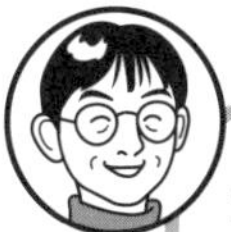

Dr.Kawashima's advice

耳鳴りや目の異常などが単に疲れからきているとわかっている場合には、カラダを温めて冷えをとるとよいでしょう。血流がよくなって全身の細胞も活性化し、それによってカラダの各器官の機能も上がり、疲れも引いていくのです。

鼻の不快感

★鼻すじのゆがみを正す

鼻づまりなど鼻の不快感は、呼吸のときに空気の通りが妨げられていると起こりやすくなります。その原因として考えられることに、鼻すじのゆがみがあります。ほんの少しのゆがみでも、すぐに鼻が詰まったように感じてしまいます。常にゆがんでいるというのではなく、カラダの冷えなどによって生じるケースが多くあります。

一般的に「頭寒足熱」が理想といわれています。その反対の「頭熱足寒」になっていると鼻が詰まりやすくなります。

こうした鼻の不快感を緩和するには、足湯などで足を温めたり、鼻すじのゆがみを修整したりすることが効果的です。

鼻すじのゆがみの修整は、鏡などを見ながら試してみましょう。

まず、鼻のゆがみを確認します。そのゆがみと反対の方向に、人差し指でちょっと戻してやりましょう。

こんな症状にも有効です！

◎のぼせ
◎顔のむくみ
◎目の疲れ
◎頭痛
◎めまい

とたんに不快感が解消され、息がすーっと入ってくるのが実感できます。

手ワザ 27

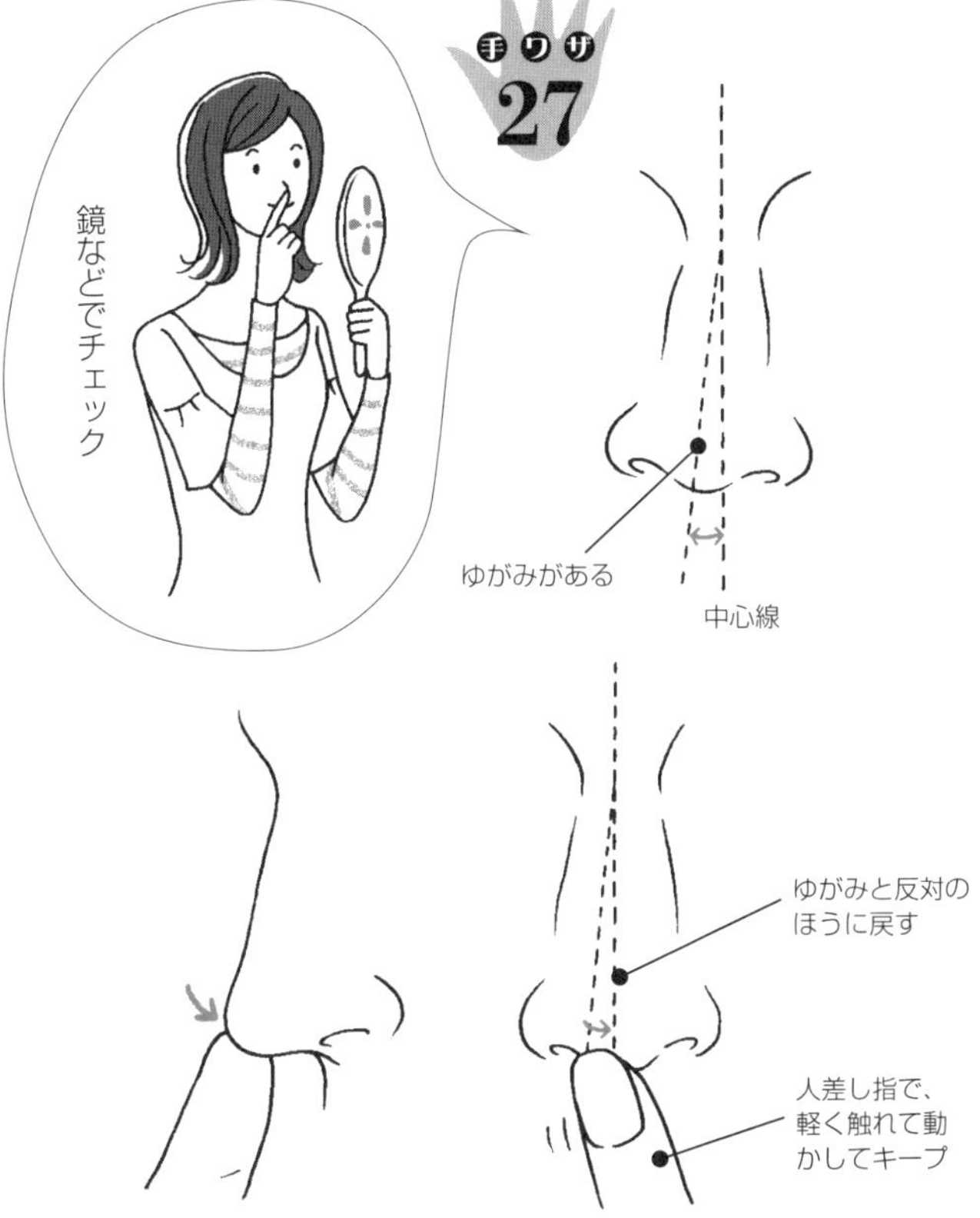

Dr.Kawashima's advice

鼻づまりは、カラダの冷えによるもののほかに、風邪をひいたときになったりします。また、蓄膿症など鼻の病気による場合もあります。手ワザを続けても症状が長く続くようなときには、医師の診断を受けることも必要です。

首の張り

★タオルを使って血流回復

疲れたとき、頭が重く感じられるときなど、決まって、首の張りも症状として現れます。

繰り返しになりますが、カラダの各部の名称のなかで「首」という字のつく部分はとても大切です。そのなかでも、まさに「首」一文字で表す部分です。脳へつながる血管の、とても大切な通り道が首なのです。ここの血流が滞ると、カラダ全体にもよい影響を及ぼしません。

首の張りを緩和するのに役立つのがタオルです。

タオルを3回折りたたみ、筒状に丸めます。両端と中央部の3カ所を、柔らかいゴムひも（手芸用品店などで販売されています）で軽く固定します。

ここでは、フェイスタオルまたはスポーツタオルを用います。

このタオルを、首の後ろにあてがい、両手で持ってごく軽く上

こんな症状にも有効です！

◎肩こり
◎頭重感
◎目の疲れ

下にさすります。
これだけで、首すじの血流はみごとに回復し、張りもすーっと引いていくはずです。

手ワザ 28

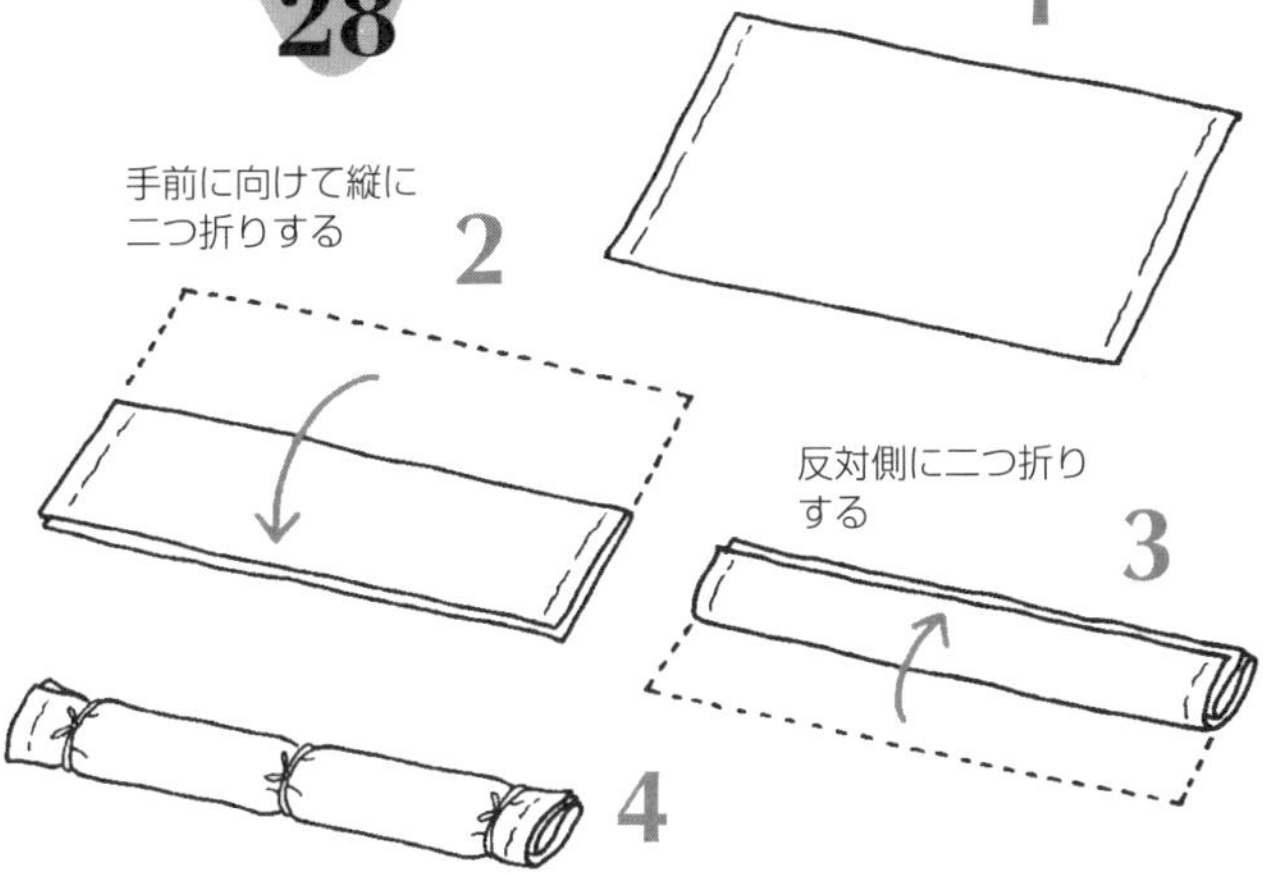

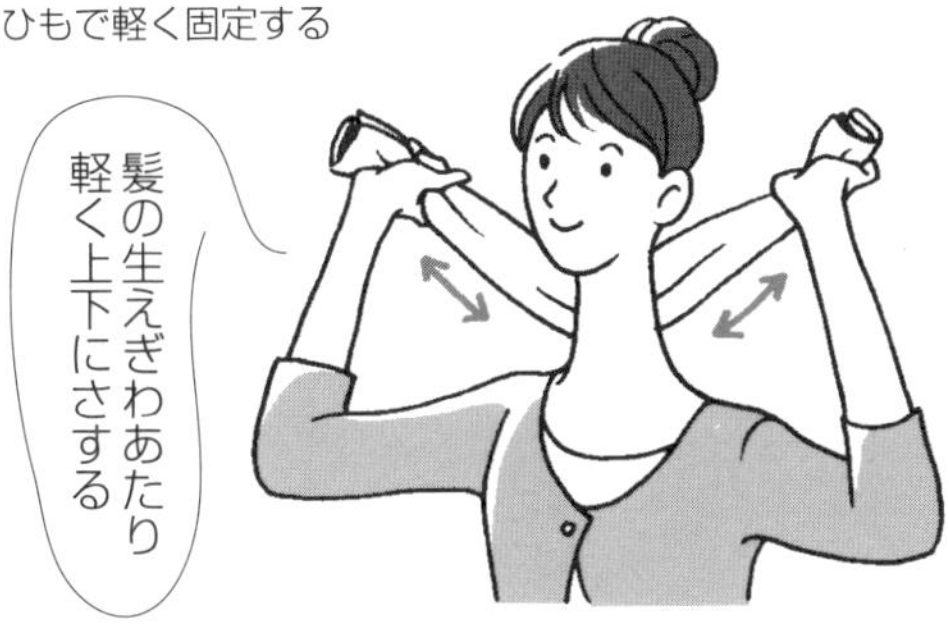

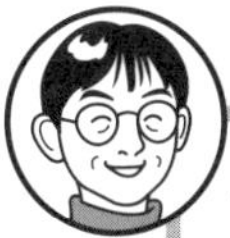

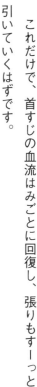

Dr.Kawashima's advice

首から背中にかけて、頭を支える僧帽筋が広がっています。頭はとても重いので僧帽筋に負担がかかりやすく、血流が滞りがちになります。それが、首の張りや肩こりの原因です。これを予防するには、背すじの伸びた正しい姿勢が何よりも大切です。

肩こり

★起床時も日中にもできる手ワザ

人類が二足歩行をするようになったときから肩こりに悩まされるようになったといいます。10キロ近くもあるといわれる頭部を支えるのは、僧帽筋という筋肉です。首から肩へかけて広がっていますが、不自然な姿勢が続くと、筋肉がゆがみ、とたんに血流が滞り、肩こりや首の張りの原因となってきます。

つらい肩こりは、僧帽筋のところにある肩甲骨を「開く」ことで緩和することができます。

まず、仰向けに寝ます。両手を腰の位置に揃えましょう。

次に、ゆっくり手を上げていきます。手先が天井に向いたら、今度は、床につくまで左右に広げていきます。

そして、その逆の動きで、もとへ戻していきます。

いずれの動作も、ごくゆっくりと。一連の動きは、8秒くらいです。「いーち、にーい、さーん……」というように「8」まで数

こんな症状にも有効です！

◎首の張り
◎頭重感
◎目の疲れ

え、さらに「8」を数えながら、腕をもとへ戻します。
この動作を5～6回繰り返します。

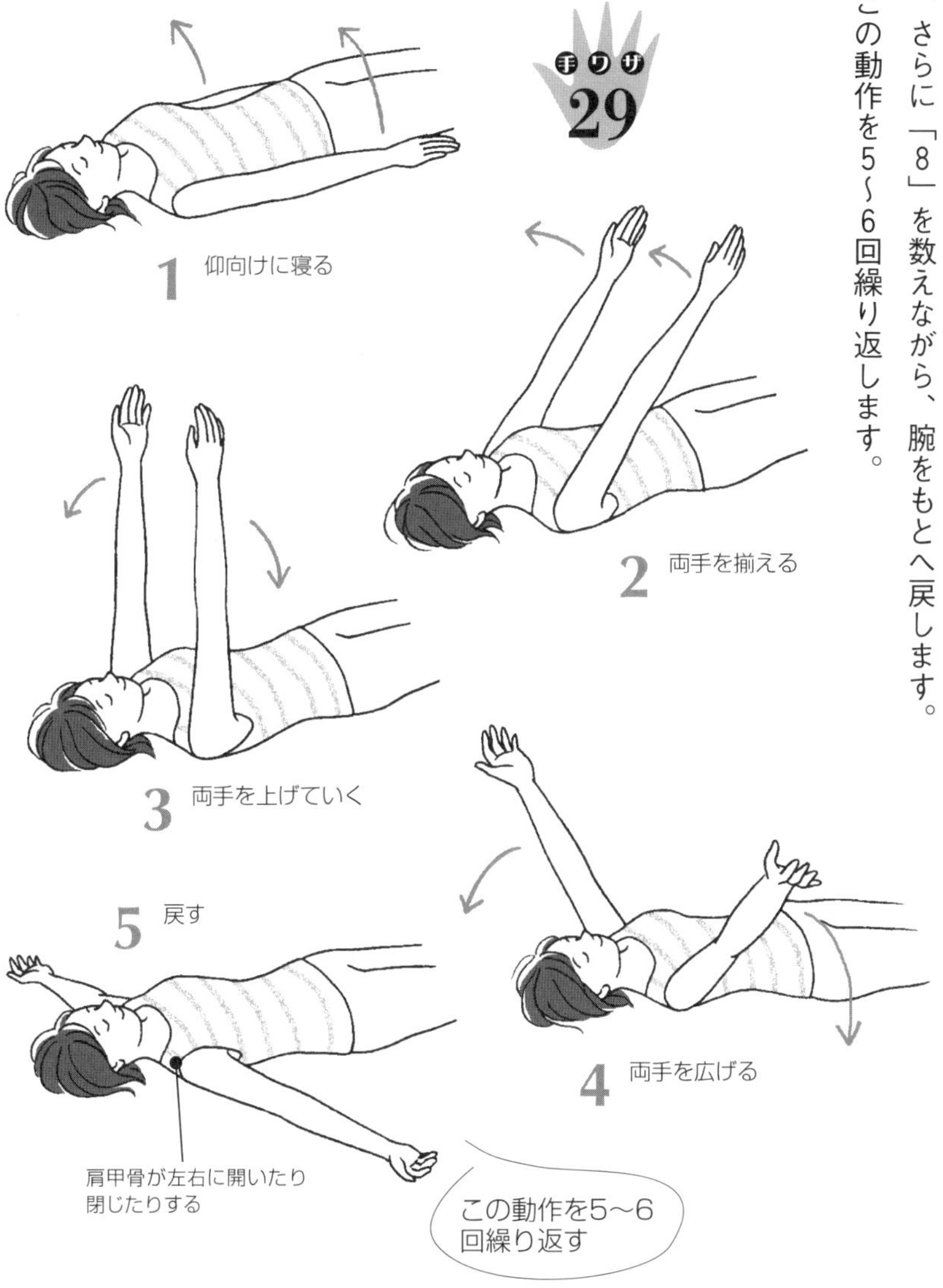

次に、腕を上に上げた状態で、伸び上がって肩が床から離れるようにします。この動作も5～6回繰り返します。

これらは、いずれも、起床時や就寝時などに適している手ワザです。肩の冷えにも効果的なので、ぜひ、毎日続けてみてください。

肩こりは、根を詰めた作業で、いっそうひどくなります。そこで、日中、オフィスでもできる、肩甲骨を開いて肩こりを軽減する手ワザを紹介しましょう。

肩幅程度に、足を少し開きます。カラダにゆがみのある人は、14ページを参考に、左右どちらかをより開き気味にしてもよいでしょう。

リラックスして、両手を前から上へ、ゆっくりと上げていきましょう。

指先が真上まで上がったら、そのまま伸び上がります。肩甲骨のあたりがぎゅーっと伸び、気持ちよくなりませんか。この動作（手ワザ）を5～6回繰り返してみましょう。

1分ほどでできますから、オフィスでの休憩時間や自宅での家事の合間でも簡単にできる手ワザです。

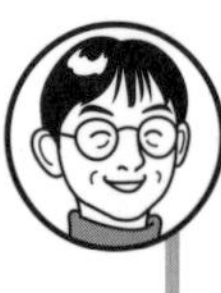

Dr.Kawashima's advice

肩こりだからといって、放っておくのはよくありません。多くの場合はカラダの冷えによるものですから、肩こりだけではなくそのほかのいろいろな症状がともなってくるようになります。早いうちに対処しましょう。

手ワザ 30

仰向けに寝たままで行なう

①肩を床から離すように
伸び上がる
②戻す

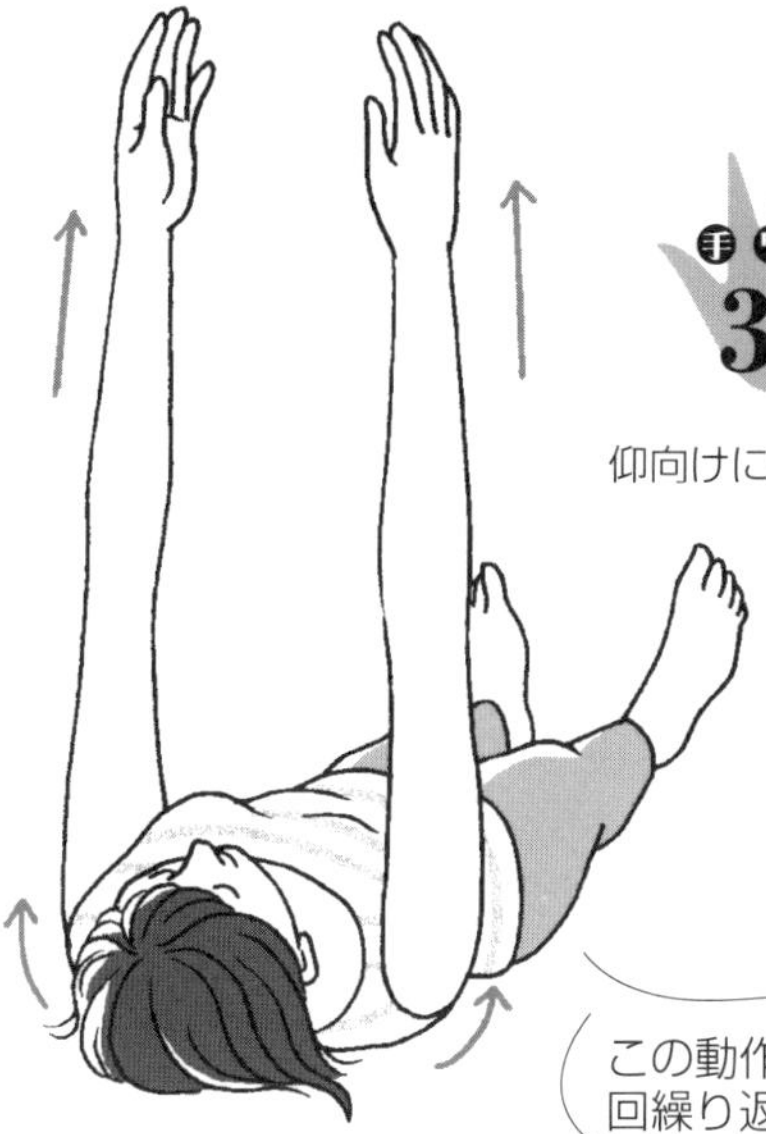

手ワザ 31

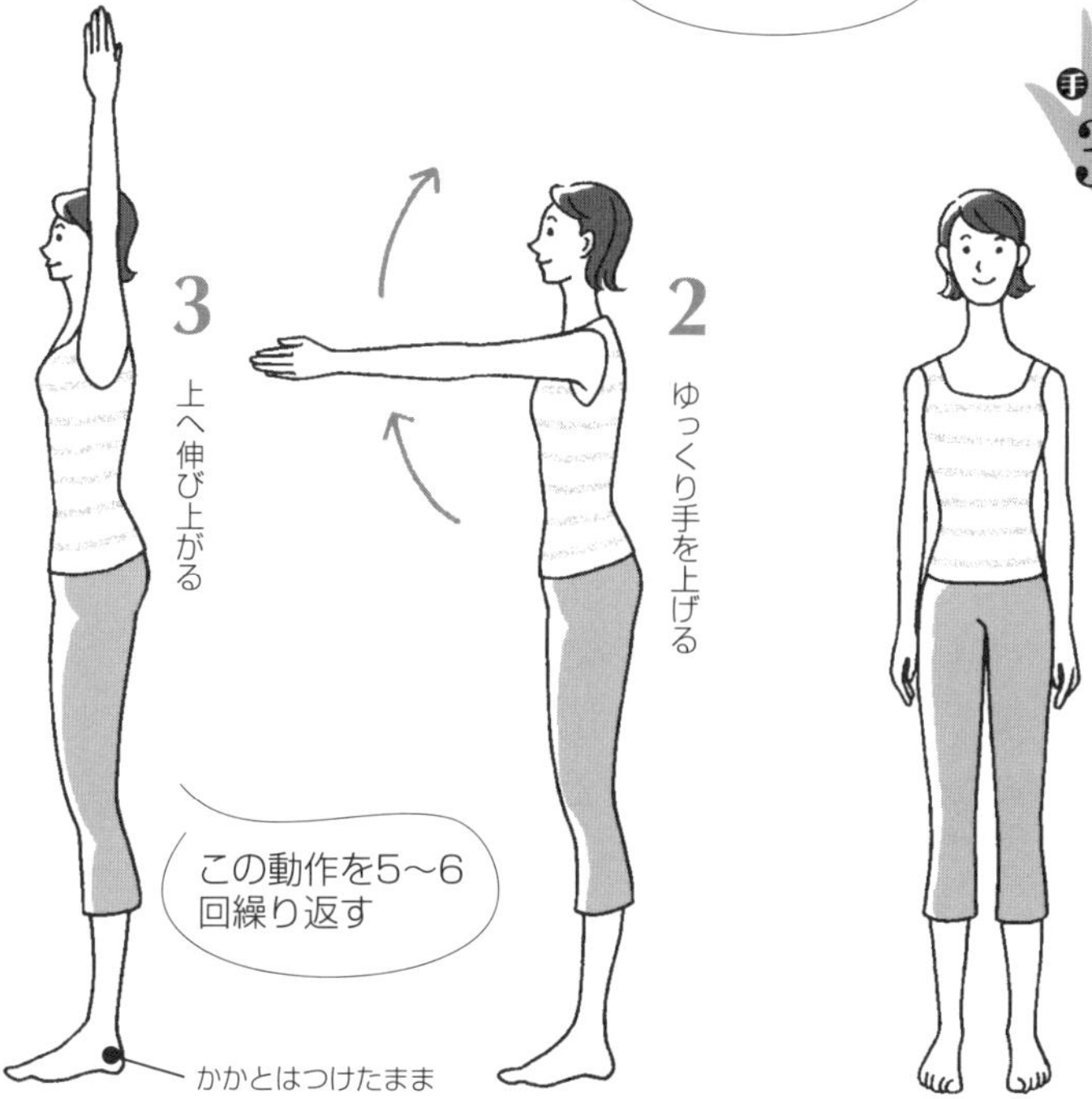
1
肩幅程度に開く
2
ゆっくり手を上げる
3
上へ伸び上がる
この動作を5～6
回繰り返す
かかとはつけたまま

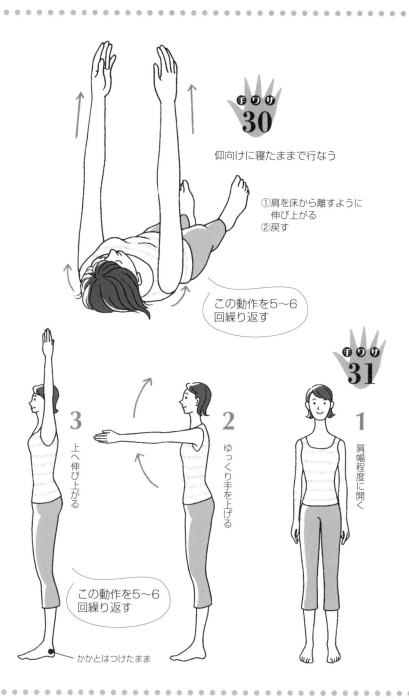

「血の道療法」の「便利ツール」であるタオルを用いた肩こりの解消方法を紹介しましょう。

スポーツタオルなど大きめのタオルを、筒状に巻いたものを用意します。これを両脇の下にはさんでみてください。それだけで、首すじから肩にかけてのこわばりがすーっと引いていくのを感じるはずです。

また、両脇にはさんだタオルの両端を両手で握り、前後に軽く動かす手ワザもあります。1分ほど続けると、つらい肩こりが軽くなっていきます。

これらの手ワザはいずれも、風呂上がりなどに行なうととても効果があります。

手芸用品店などで販売されているゴムひもがありますが、張力の強くない平たいタイプのものを利用する手ワザがあります。

Tシャツなどのインナーの上から、たすきを掛けるように、前は両肩から両脇へ回し、後ろで交差させます。軽く引っ張られた感じがする程度で結びます。このままの状態で、日中を過ごします。肩がこりにくくなるはずです。

仕事中や家事の最中も、したままでオーケーです。

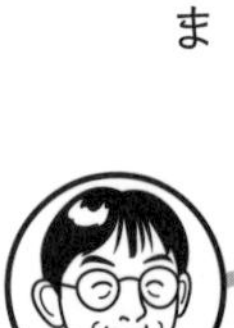

Dr.Kawashima's advice

肩こりは、放置していると血流の滞りによって症状は悪化します。腕が上がらなくなったり、吐き気や頭痛を引き起こしたりします。このような状態になる前に、ここで紹介している手ワザを機会あるごとに行ない、血流の滞りを正すことが大切です。

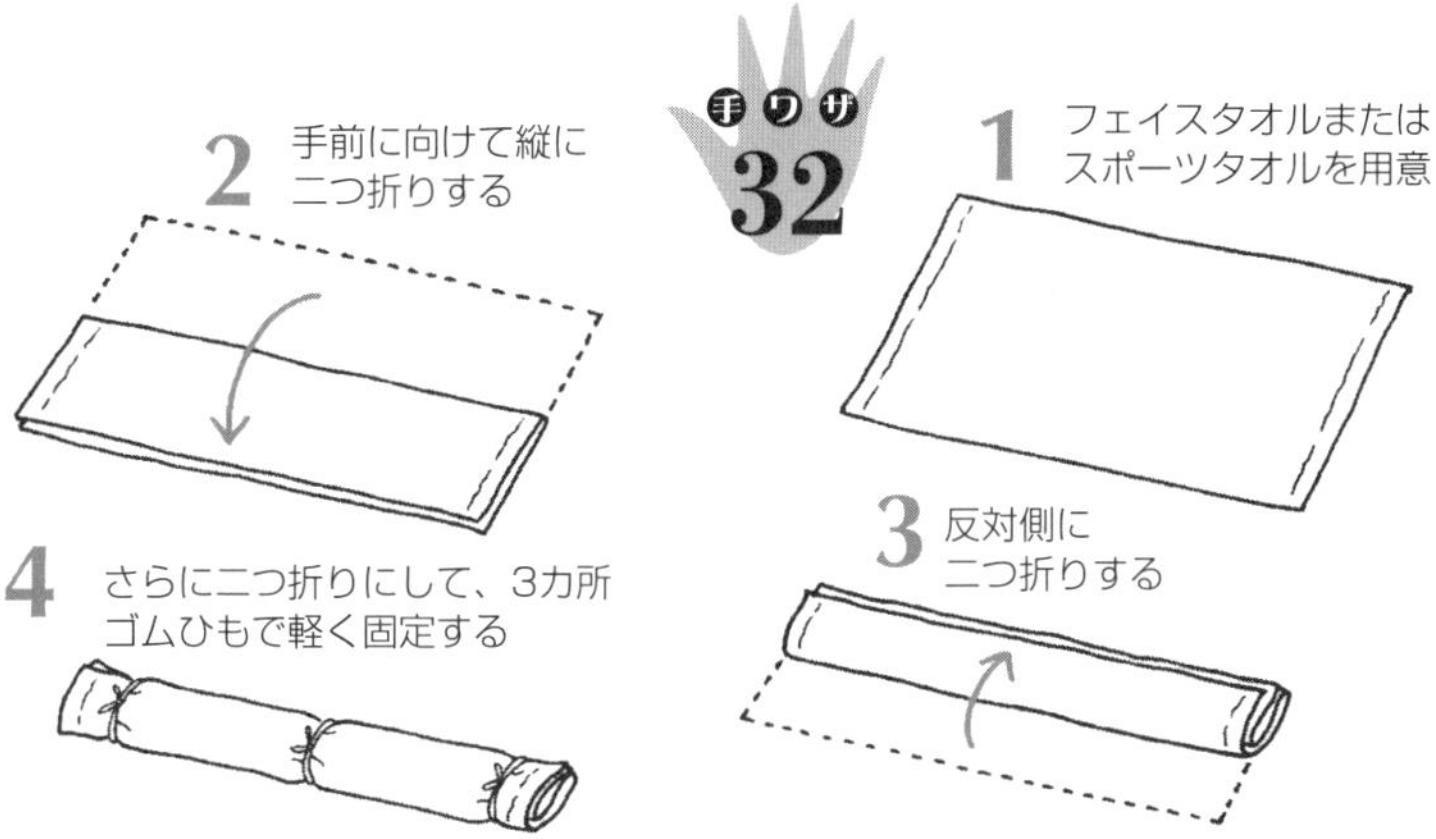
手ワザ
32
1 フェイスタオルまたは
スポーツタオルを用意
2 手前に向けて縦に
二つ折りする
3 反対側に
二つ折りする
4 さらに二つ折りにして、3カ所
ゴムひもで軽く固定する

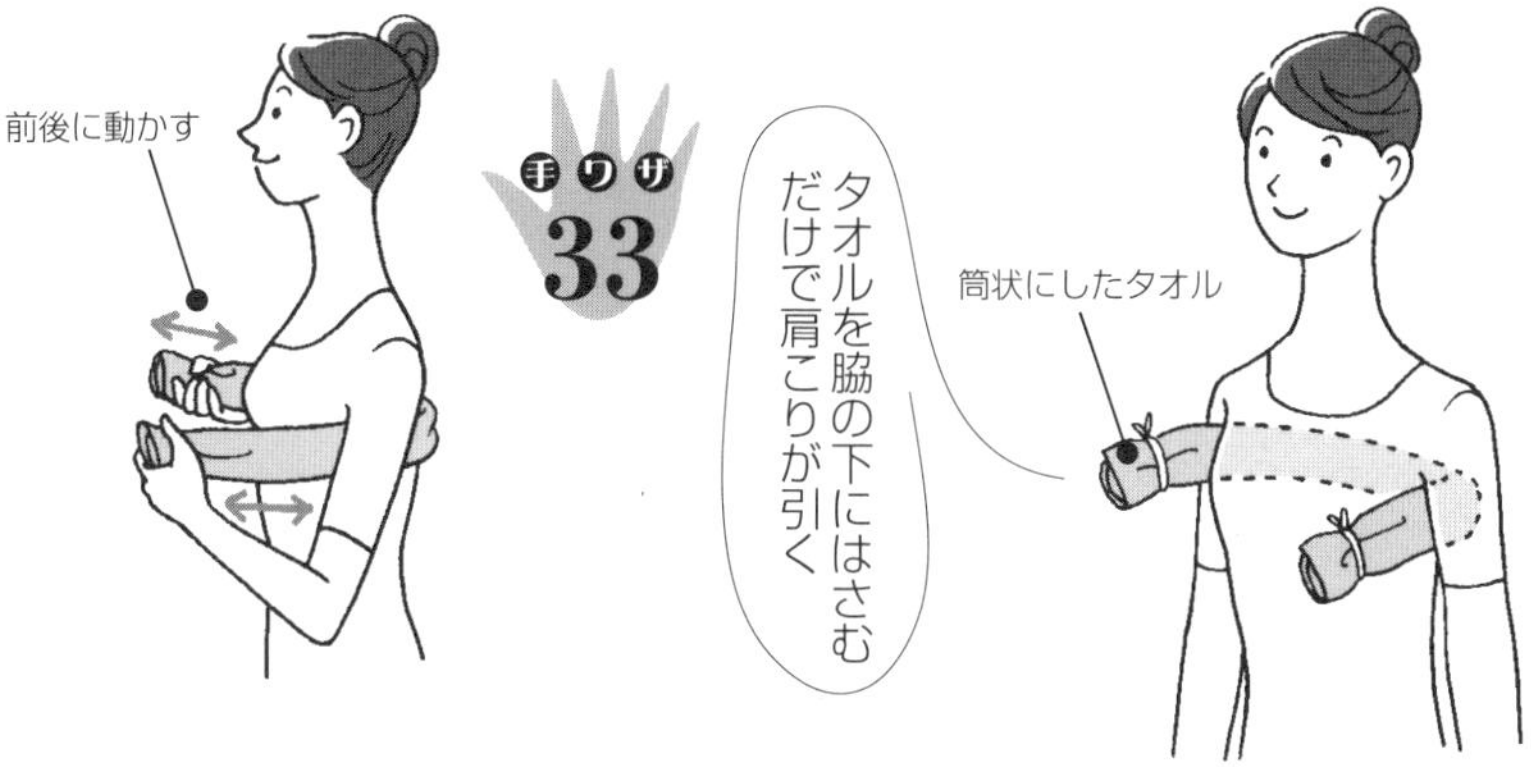
手ワザ
33
前後に動かす
タオルを脇の下にはさむだけで肩こりが引く
筒状にしたタオル

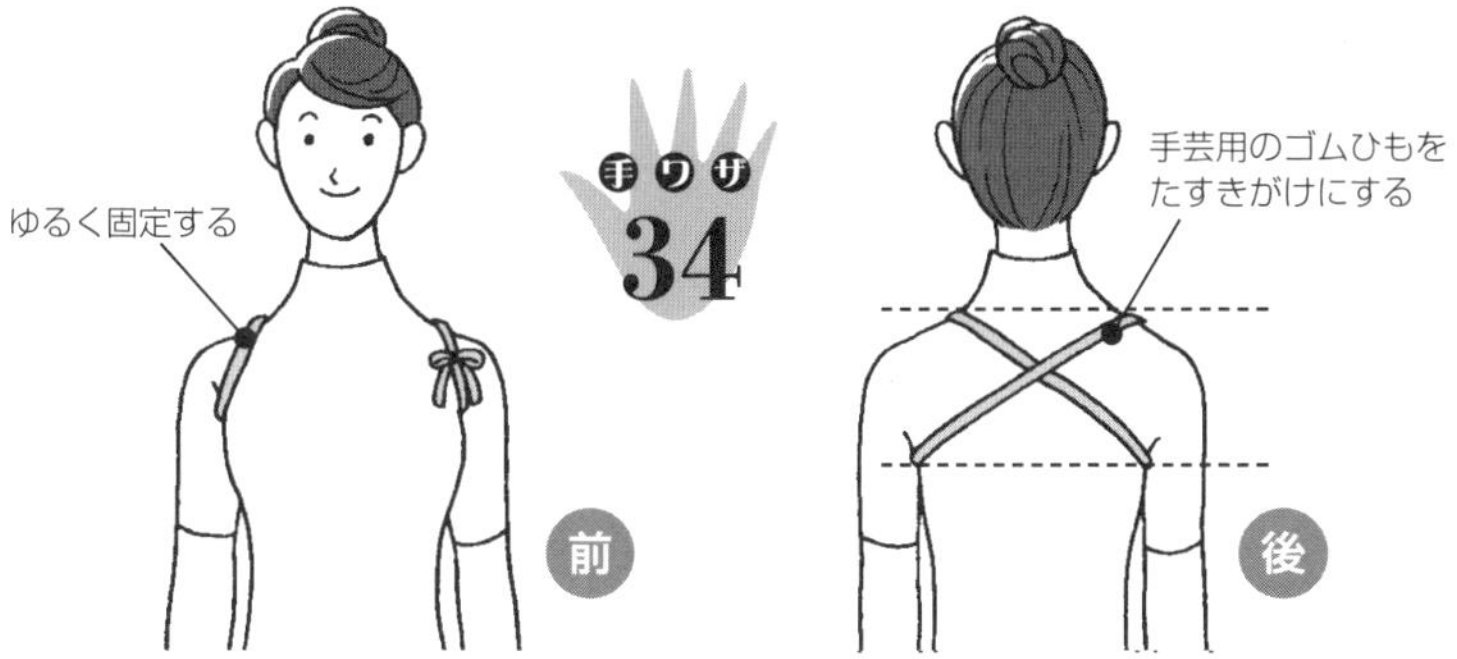
手ワザ
34
ゆるく固定する
手芸用のゴムひもを
たすきがけにする
前
後

不眠症

★バンダナやアルミホイルが冷えとりグッズに

ストレスや不規則な生活、疲れなどが蓄積してくると、眠くてしようがないのに、寝床に入っても目が冴えて眠れない――。

こういう症状に悩まされる人が増えています。

こうした不眠症は、無理な姿勢、根を詰めた作業などによる筋肉のこわばりによる血流の滞りで引き起こされることがあります。つまり、冷えが大きな原因なのです。

そのまま放っておくと、カラダはますます冷え、血流の滞りもより悪化するという悪循環が続きます。

首の中央部後ろ側に「ぼんのくぼ」と呼ばれる場所があります。首の骨――頸椎は七つありますが、一番上の頸椎のところがぼんのくぼ。[血の道療法]の手ワザでは、このあたりを温めると不眠症が改善してきます。

最も手軽なのが、就寝時にバンダナを首に巻く方法です。図の

こんな症状にも有効です！
◎肩こり
◎首の張り

ように、三角に二つ折りし、底辺部の両端を数センチ幅でさらに数回折ります。これを首に巻き、端を内から外へよじって結びます。このとき、よじり方は内から外へがポイント。

こうすることで、効果的に血管を温めることができ、血流を下から上へと促すのです。

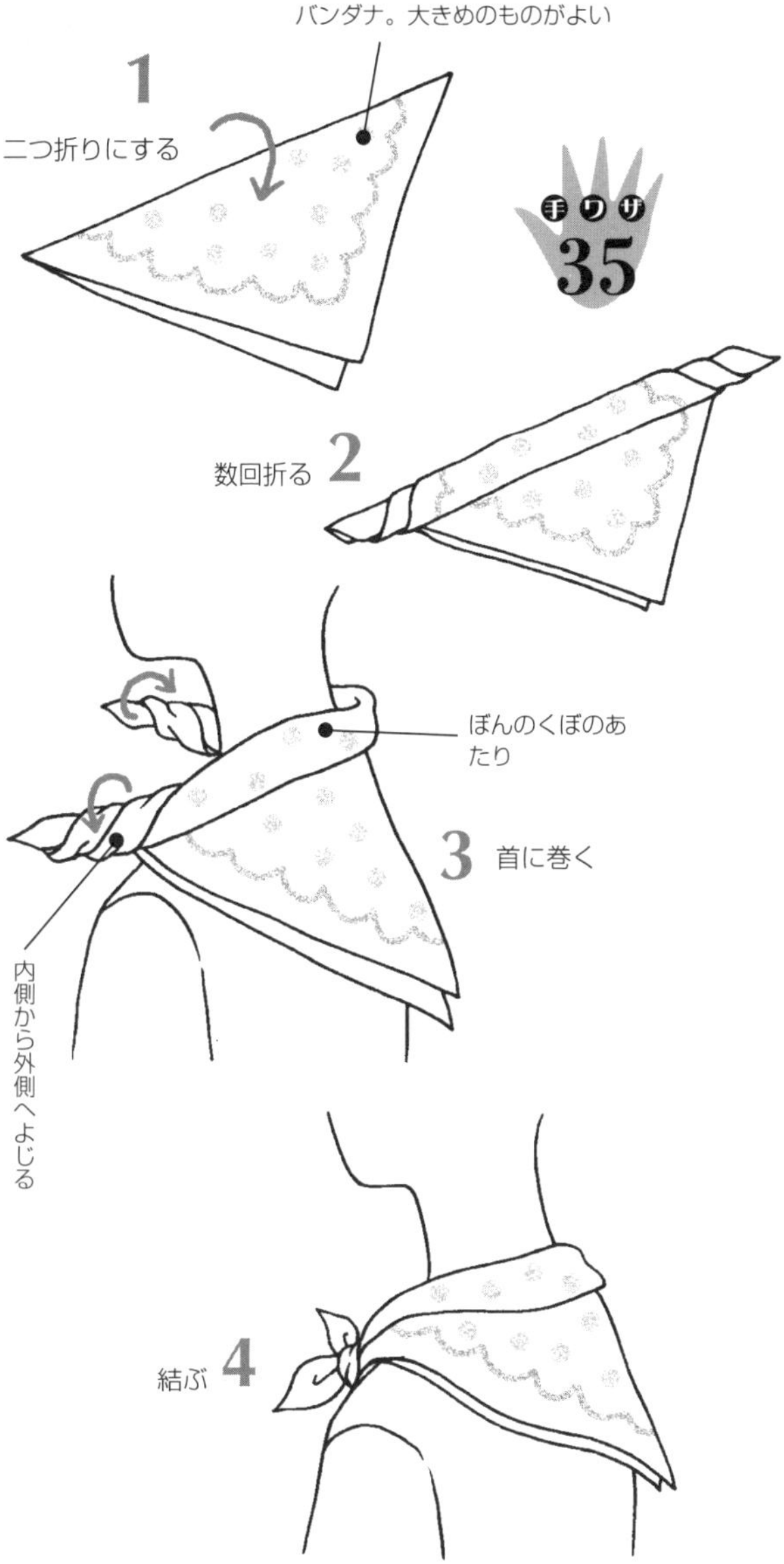

少し大がかりになりますが、冷えがひどく、よりつらい不眠症に悩まされている人におすすめの手ワザがあります。

冷えが原因の不眠症の場合、主として冷えるのは下半身です。とりわけ、膝から下、足先にかけて冷たく感じる人が多いはずです。

そのようなときは、キッチンで使うアルミホイルが威力を発揮します。また、キャンプ用のアルミシートも使えます。

アルミホイルを靴下の上から、足先にあてがってテープで固定します。

さらに、靴下を重ねてはくとよいでしょう。

また、15センチほどの幅の帯状に切ったアルミホイルを靴下の上から両足の足首に巻きつけ、セロハンテープで固定します。この場合も靴下を重ねてはくとよいでしょう。

これだけで、ポカポカしてきます。アルミホイルが体温を反射する輻射熱のおかげです。

アルミシートは、膝から下の部分がのるように寝床に敷いて就寝します。

これも、輻射熱の働きによって、ポカポカしてきます。

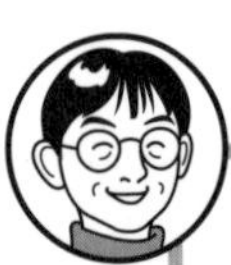

Dr.Kawashima's advice

不眠症の原因はいろいろありますが、日中のストレスが尾を引いているケースが多いようです。頭を働かせすぎたときなどに眠れないといったものが、その典型です。これを解消するためには、カラダを温めてリラックスするのが第一です。

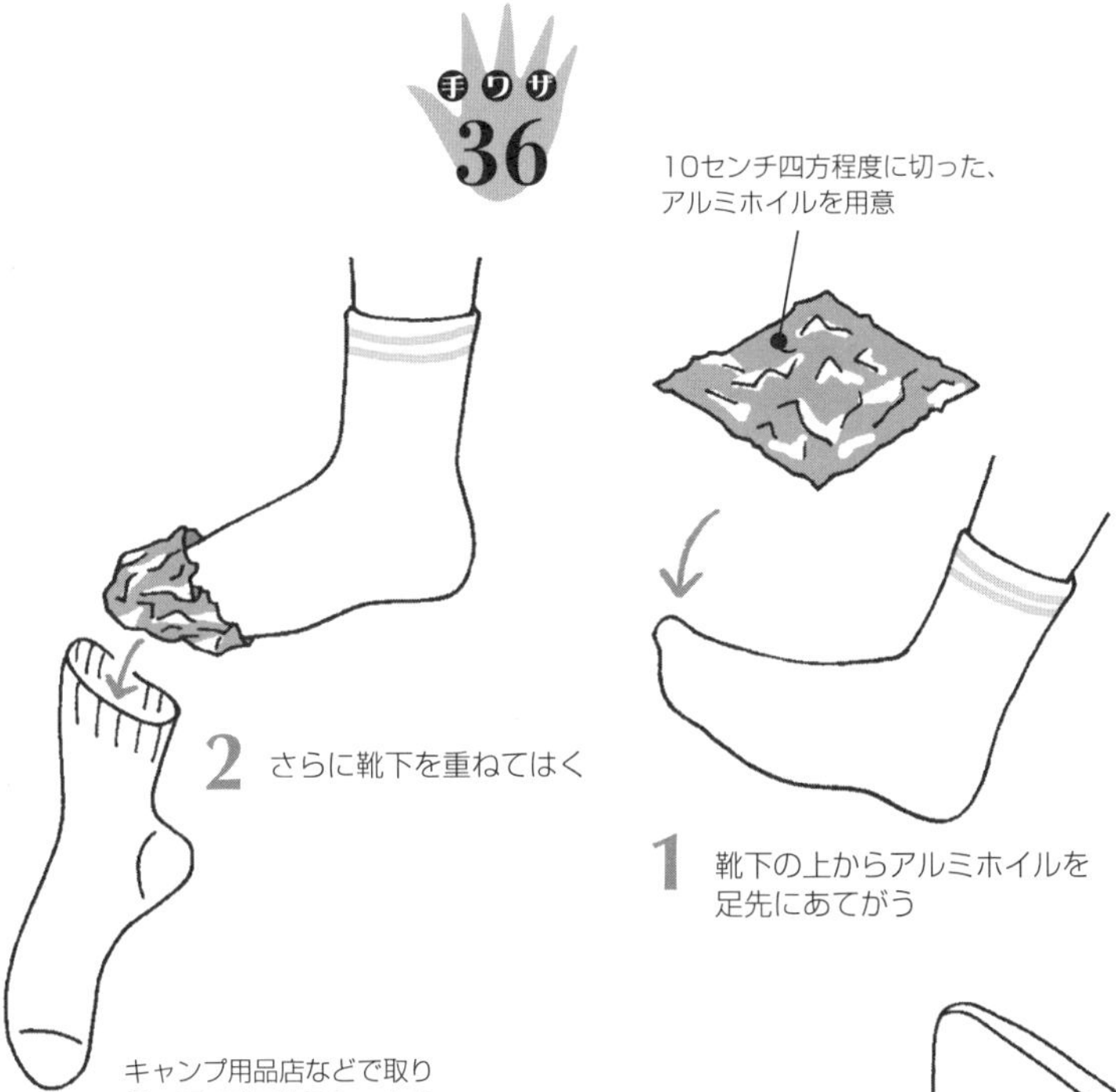
手ワザ
36
10センチ四方程度に切った、
アルミホイルを用意
2 さらに靴下を重ねてはく
1 靴下の上からアルミホイルを
足先にあてがう

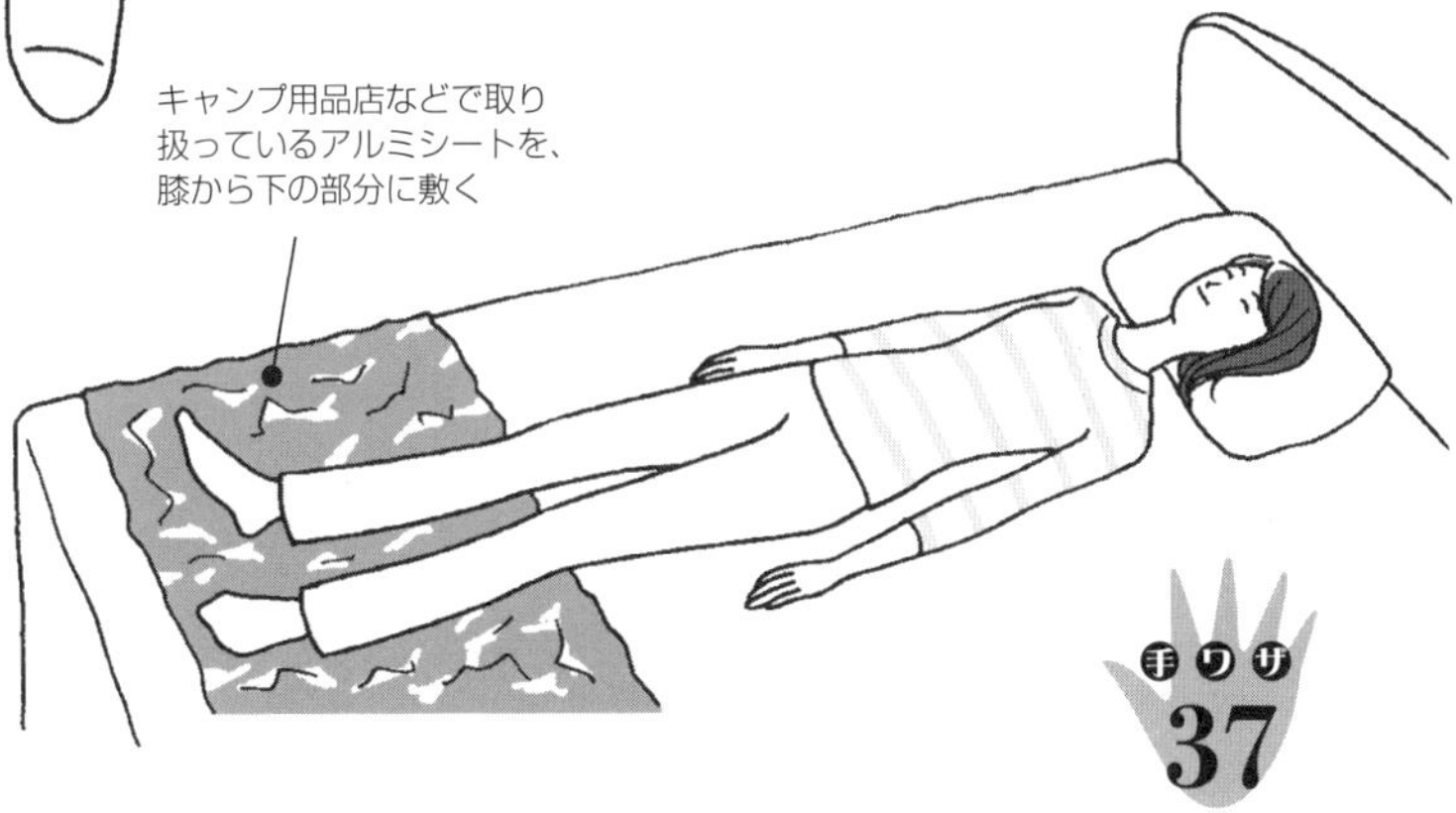
キャンプ用品店などで取り
扱っているアルミシートを、
膝から下の部分に敷く
手ワザ
37

ドクター川嶋の
冷えとり講座❶

カラダの内側から冷えは起こる

冷える生活していませんか？

現代人のカラダは冷えきっています。夏でも冬でも冷えています。

なぜなら、現代人はすべての暮らしのシーンで「冷え」の原因をつくり出しているからです。

たとえば、夏は室内だけでなく、電車でも車でも、いたるところでクーラーが効いています。そのうえ、冷蔵庫でギンギンに冷やされた飲み物や食べ物を口にするのですから、カラダはどんどん冷えてきます。冬は冬で、今度は逆に暖房が効いてイヤな汗をかき、そのまま外の冷たい空気に触れてカラダを芯から冷やしています。

そのような冷えた空間であるにもかかわらず、服装はタンクトップ、ミニスカート、ローライズのジーンズなど、背中やおヘソ、腰が丸出しでカラダをさらに冷やしています。

入浴も、時間がないから、面倒だからといって、シャワーですませていませんか。湯船にじ

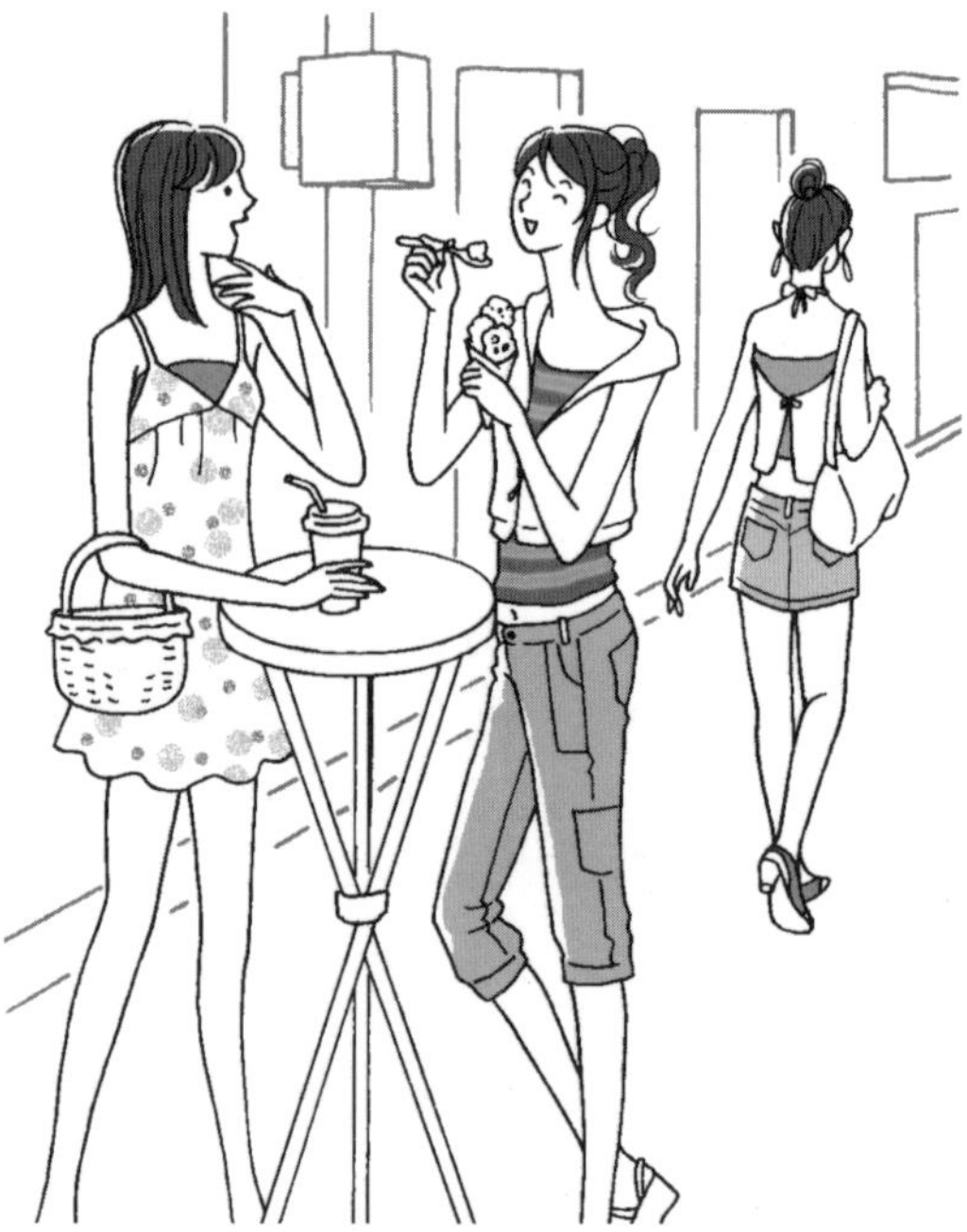

っくりつかってカラダを芯から温め、血行をよくして、その日の冷えを解消すべきなのです。

また、運動不足も体温が上がらない原因です。体熱の3～4割は筋肉の発熱によります。充分に運動をしていると、カラダのすみずみまで血液が送られ、代謝も活発になるのですが、移動手段が便利になったおかげで現代人は歩くことが少なくなり、体温も必然的に下がってきているようです。

このような生活をしている現代人は、間違いなく冷えきっているのです。

カラダの不調や病気は「冷え」が原因

「冷え」は日常的な身体的不調を引き起こし、さらに高血圧や糖尿病などの生活習慣病の入口となる、もっとも深刻な原因と私は考えています。

そもそも「冷え」とは何か——。

簡単にいうと、冷えとは手足が冷たいと感じたり、背中や腰が寒いと感じたりすること自体を指します。しかし、「冷え」と「寒い」という感覚とは違います。寒さは冷たい空気に触れたときの一過性の感覚を指しますが、冷えはカラダの内側に奥深く根づいているもので一過性のものではありません。そのため、気温が高い真夏であっても、カラダの冷えは消えないのです。

冷えはカラダを緊張させ、血管が収縮して血のめぐりが悪くなり、新陳代謝も鈍くなります。そのため、体温は上がらなくなり、さらにカラダは冷える一方で、まさに負のスパイラルにはまっていくわけです。このスパイラルの先に見えてくるのは、さまざまな病気です。

女性のなかには、「私は平熱が低い」と自慢気に話す人がいます。冗談ではありません。平熱が低いことは、健康の証拠でも、格好よさでもありません。もし、平熱が低いと自覚しているなら、冷えが自分のカラダを傷つけていることに早く気づくべきです。

カラダの冷えは心までも冷やす

冷えは女性だけに起こるものではありません。男性だって、子どもだって、日本人はみんな冷えています。カラダの冷えは心に伝わり、心もまた冷えていきます。

最近よく耳にする「キレやすい」という表現があります。キレやすい子ども、キレやすい大人などといいますが、これは「心の冷え」を意味すると私は考えます。いじめ問題や凶悪事件が頻繁に起こるのも、すべて冷えが影響しているのではないかと思わずにいられません。

現代人は多かれ少なかれ、みなストレスにさらされています。実は、このストレスだって、カラダを冷やす原因の一つなのです。

ストレスは、アドレナリンやノルアドレナリンという緊張のホルモンの分泌を促します。カラダは緊張して、全身の血管が収縮するので、血のめぐりが悪くなり、体温は低下します。こうした状況が続くとカラダはどんどん冷えきってしまい、ストレス→カラダの冷え→心の冷え……、というようにまたしても負のスパイラルにはまっていくのです。

あなたは冷えきっていませんか？

私は20年以上にわたり、医師としてあらゆる病気の患者さんに接し、実に多くの症例を診てきましたが、「冷えは諸悪の根元だ」というのが実感です。

高血圧や腎臓病、ガン、糖尿病、消化器系疾患、アトピーなどの身体的疾患だけでなく、摂食障害やうつ病などの精神的疾患の患者さん、触診するとほとんどの患者さんのカラダは驚くほど冷たいのです。病気だからカラダが冷えて

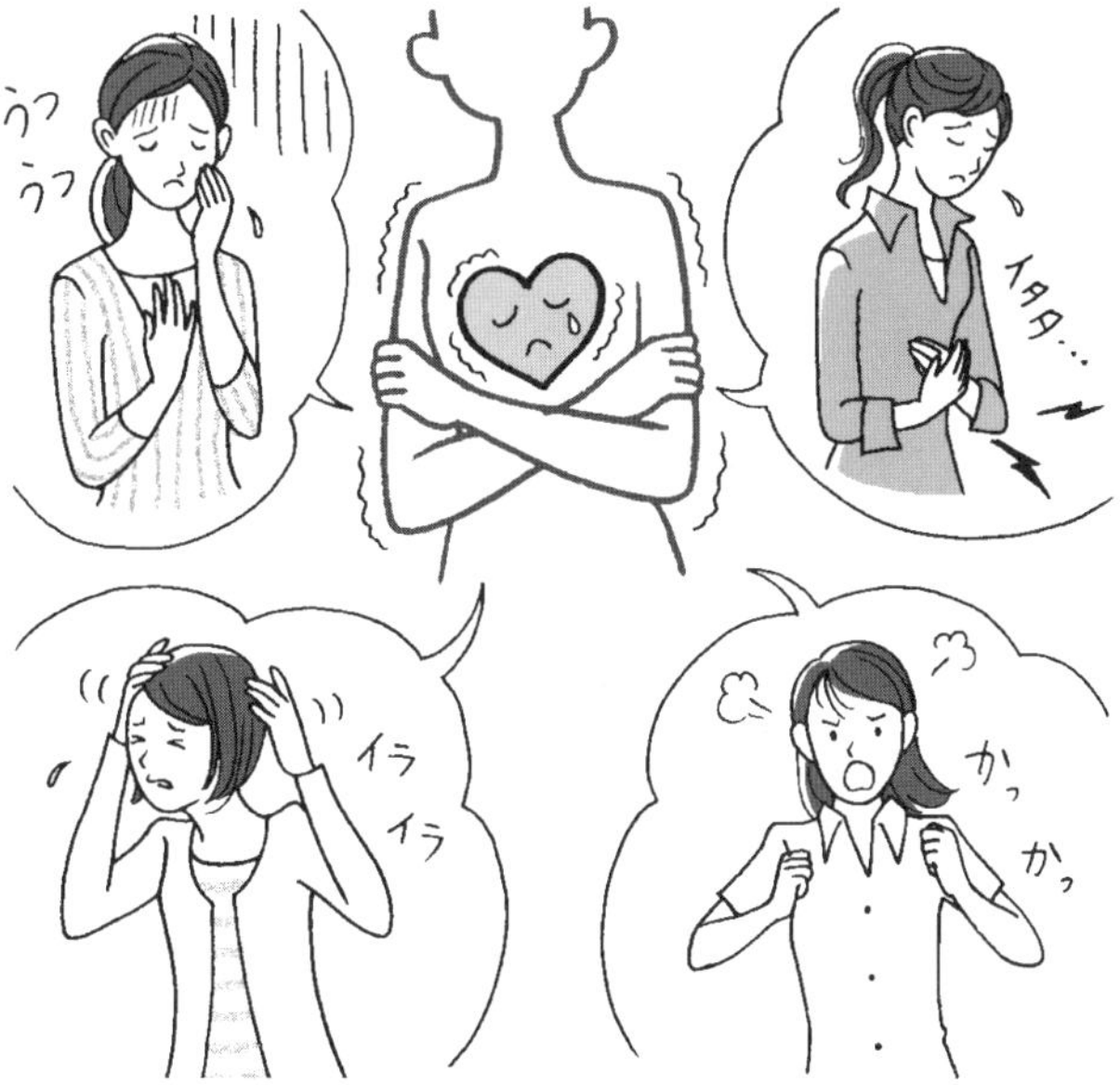

いるのか、冷えているから病気になったのかは、私にはわかりませんが、明確なのは病気とカラダの冷えはきわめて密接に関係しているということです。

患者さんのなかには冷えを自覚していない人もいて不審そうな顔をされます。気づかないうちにカラダが冷えきってしまい、どんどん状態を悪くしてしまうケースも多くあるのです。

あなたのカラダは冷えきっていませんか。

カラダの冷え度を簡単にチェックする方法を紹介しましょう。

自分の耳を折ってみてください。もし、飛び上がるほどの痛みを感じるなら、末端の毛細血管まで血がめぐっていない状態ですから、カラダが冷えている可能性があります。

また、朝の起床時に脇の下に手のひらを挟み込み、次にその手をお腹の上に置いてみてください。脇の下よりもお腹のほうが冷たいと感じたら、あなたのカラダは間違いなく冷えています。自分のカラダの冷えをもう一度確認してみましょう。

食欲不振・胃痛

★胃痛には足湯を10分

胃腸の調子のよしあしは、体調にてきめんに影響を及ぼします。また精神面のストレスは、胃腸の症状にすぐに現れたりします。強いストレスで下痢になったり、プレッシャーを感じて胃が痛くなったり……。こういったことは、多くの人が経験していることでしょう。

食欲不振――。仕事が立て込んでいたりさまざまな悩みごとが蓄積したり……。何かに不安を感じていると、お腹すら空かなくなるものです。

そんなとき、精神を安定した状態にするのが効果的。足湯などは、カラダも心もリラックスでき、しかも、カラダはポカポカです。夏場は38～39度、冬場は39～40度のお湯を利用します（冷たい、熱いと感じるときは、適宜調節してください）。

お湯だけでも充分に効果がありますが、リラックス効果を高め

こんな症状にも有効です！

◎頭痛
◎腰痛

手ワザ 37

るためには、塩やバスオイル、エッセンシャルオイルなどを入れることをおすすめします。

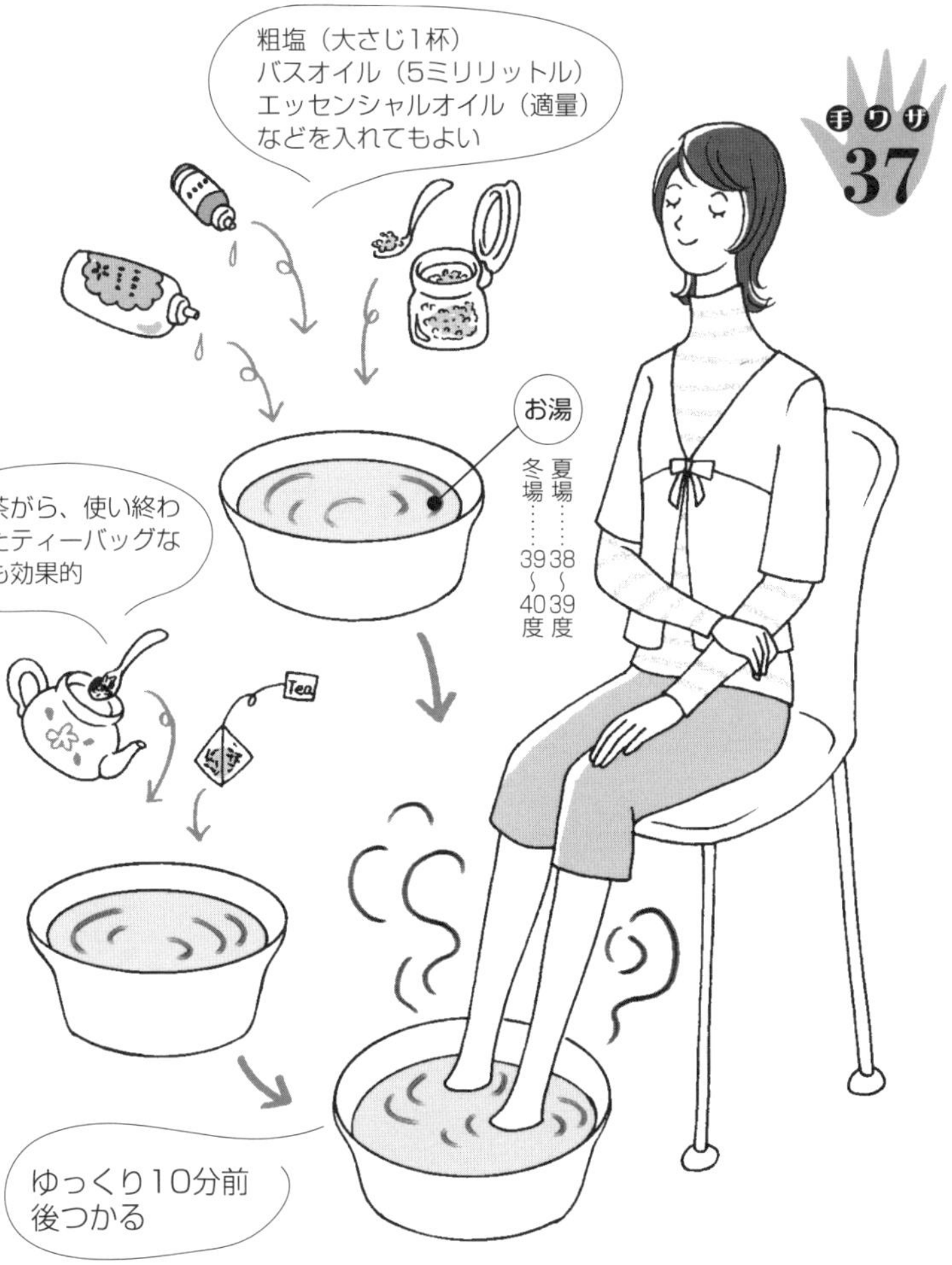
粗塩（大さじ1杯）
バスオイル（5ミリリットル）
エッセンシャルオイル（適量）
などを入れてもよい
お湯
夏場……38〜39度
冬場……39〜40度
お茶がら、使い終わったティーバッグなども効果的
Tea
ゆっくり10分前後つかる

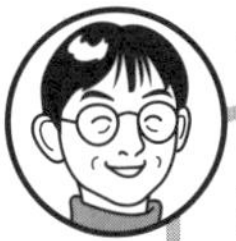

Dr.Kawashima's advice

胃痛をもたらす胃炎は、ストレスによるものであることが多いようです。いわゆる神経性胃炎ですが、このようなときは薬に頼るよりも［血の道療法］によってカラダを温め、精神的にリラックスするほうがはるかに有効な緩和策といえます。

腰痛

★就寝前に仰向けになって手ワザを

腰痛に悩まされている人は、とても多いのではないでしょうか。一日中コンピューターのモニターを見つめ続けるデスクワークの人、車の運転をする営業職の人……。いずれのケースでも同じ姿勢で長時間過ごしたり、姿勢が悪くなりがちです。そのため腰骨を圧迫しカラダがゆがんでいくことで、血流の滞りを招きます。

血のめぐりが悪化し、冷えを引き起し、そして腰痛を誘発していることがままあります。

腰痛を緩和するための手ワザは、3種類あります。それぞれを試してみて、自分に最も向いていると思うものを続けるとよいでしょう。

いずれも、仰向けになって行なう手ワザです。

就寝前などに、ゆったりとした気持ちで行なうことをおすすめします。

こんな症状にも有効です！

◎便秘
◎背すじのゆがみ
◎お腹ぽっこり

手ワザ 38

1 両足を揃えて、仰向けに寝る

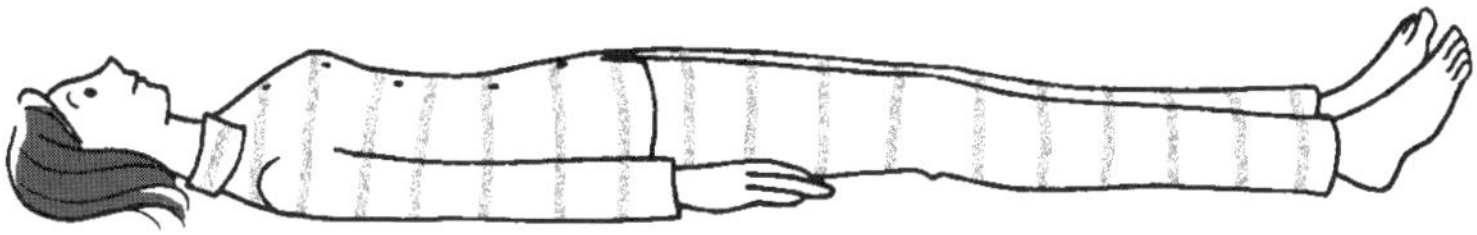

2
両足を揃えて、少しずつ上げていき、「いーち、にーい、さーん……」と8カウントで45度まで上げる

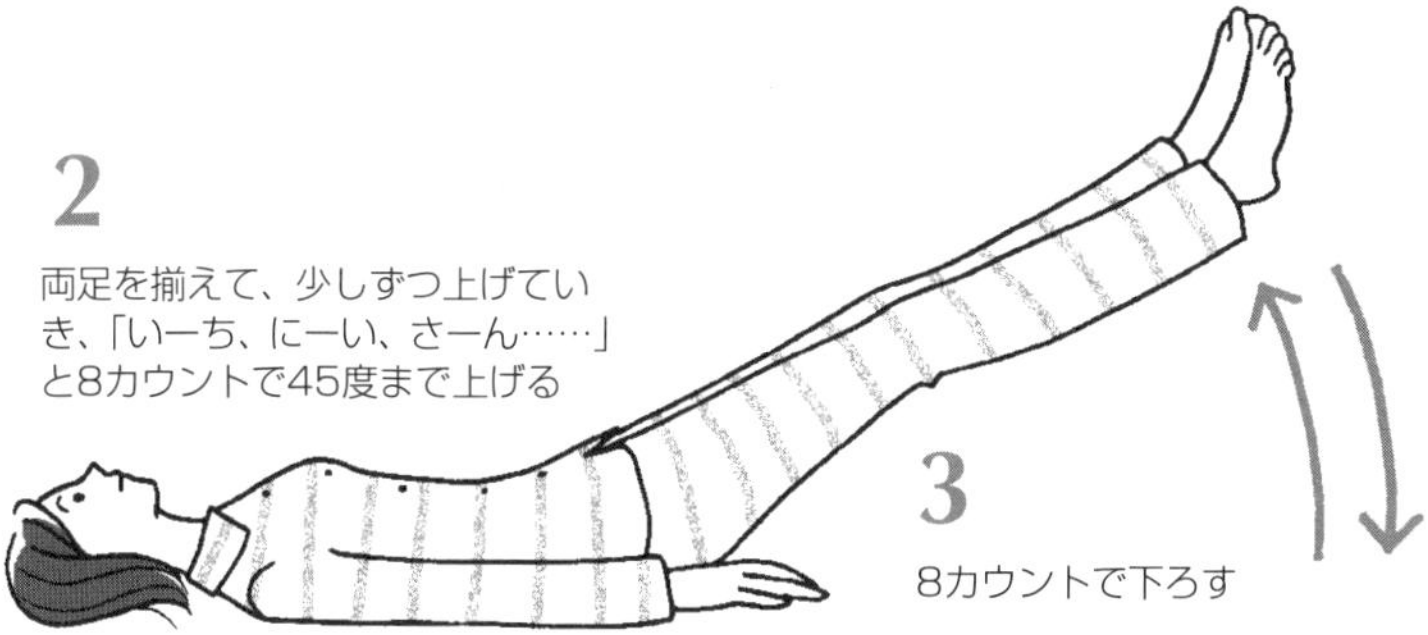

3
8カウントで下ろす

数回行なう

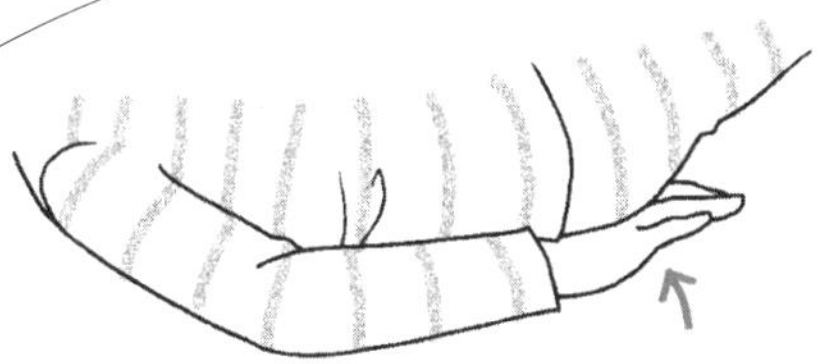

足を上げているのがつらいときには、
両方の手のひらをお尻の下に入れる

腰痛は、姿勢がよくないとてきめんに起こります。つまり、よい姿勢を常に保つことが、腰痛の多くを予防することができるといえます。

腰痛が最も起こりやすいのは、椅子に座っているときの姿勢が悪いことです。30～31ページで紹介しているような座り方をすれば、ある程度までは腰痛を防ぐこともできます。

さらに、歩くときにも、意識して腰を伸ばして姿勢よくすることが大切です。

また、年齢を重ねるに従って腰の筋肉も衰えてきますから、無理な力を加えることは禁物です。重いものを持つときは、カラダ全体で持ち上げるようにし、腰に負担のかかるようなことは避けるようにしましょう。

なお、カラダを温めることで腰痛は緩和されます。ゆっくりと入浴するなどは効果的です。しかし、筋肉が炎症を起こしたりしてはれているとき、痛みの激しいときなどは、痛みがより強くなることもあります。

そういうときには、はれや炎症、痛みが引いてからにしてください。

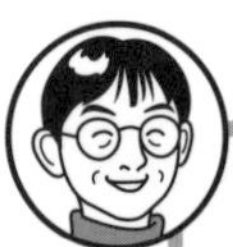

Dr.Kawashima's advice

腰痛は、腰の筋肉に疲労物質が蓄積したときに、それを取り除こうと血液が流れ込むことで痛みや炎症が起こって生じます。カラダが回復しようとする作用といってもよいでしょう。[血の道療法] で血のめぐりをよくすることは、この作用を助けてくれます。

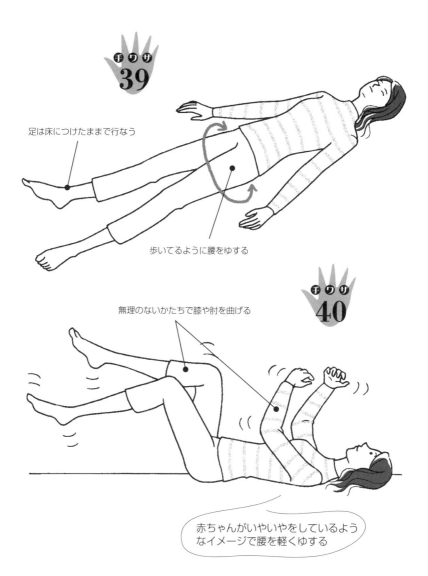

手ワザ
39
足は床につけたままで行なう
歩いてるように腰をゆする

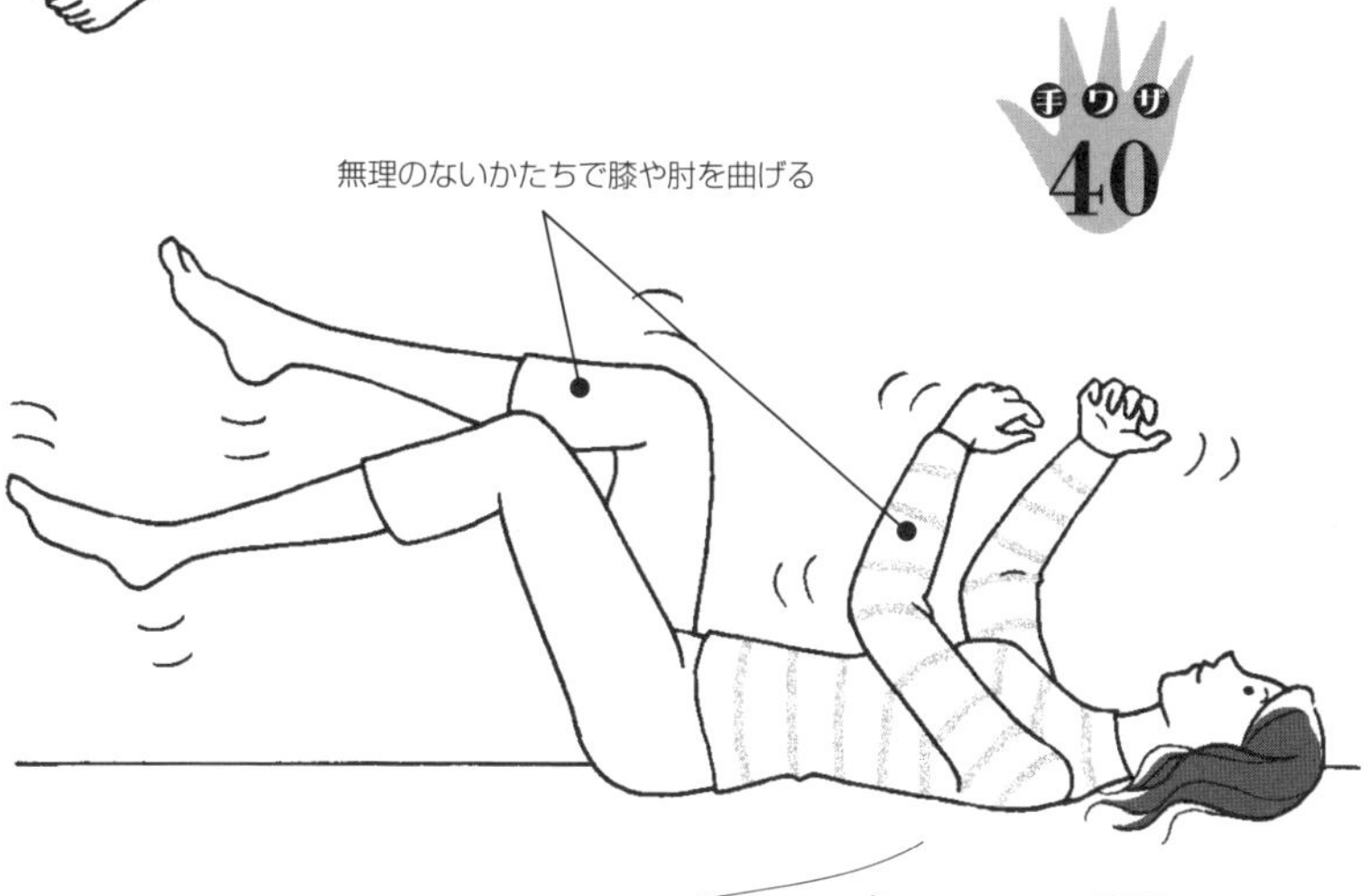
手ワザ
40
無理のないかたちで膝や肘を曲げる
赤ちゃんがいやいやをしているよう
なイメージで腰を軽くゆする

手足の冷え

★手首、足首、足裏に手ワザ

「冷え」は、寒い季節だけのものではありません。真夏でさえ湯たんぽを手放せないほど、カラダの芯から冷え切っているという人もいます。

こうした冷えは、気温の問題ではなく、血のめぐりが滞っていることからきているものです。ですから、血流を促せば、冷えはウソのように緩和されるのです。

手首や足首には、血管が集中しています。そのため、ここを重点的に温めましょう。また、足裏への刺激も効果的です。

手足の冷えには、特に手首洗い、足首の温め、足裏刺激をおすすめします。

手首洗いは、手を洗う際に、手首を軽く握り数センチだけ前後にゆすります。足首温めは、レッグウォーマーがおすすめ。足裏は、雑誌を利用して刺激するのが簡単です。

こんな症状にも有効です！

◎肩こり
◎むくみ

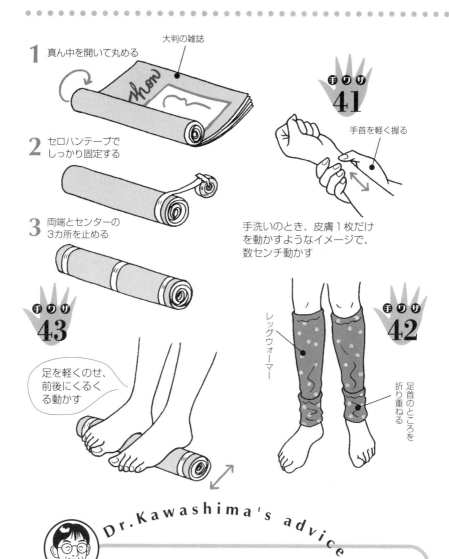

1 真ん中を開いて丸める

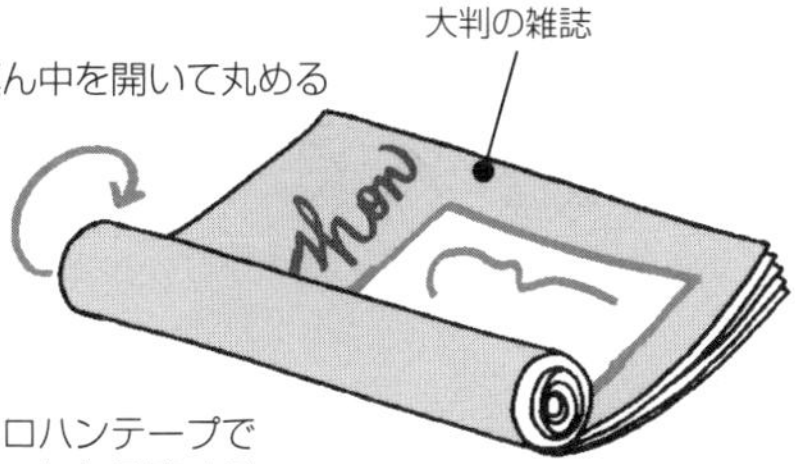

2 セロハンテープで
しっかり固定する

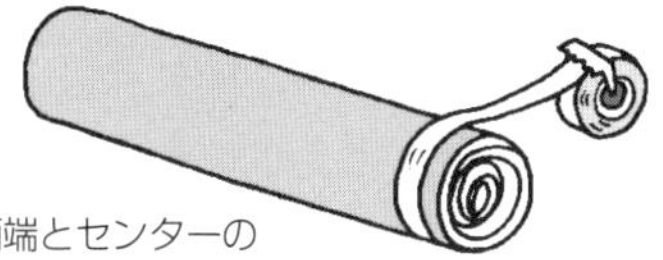

3 両端とセンターの
3カ所を止める

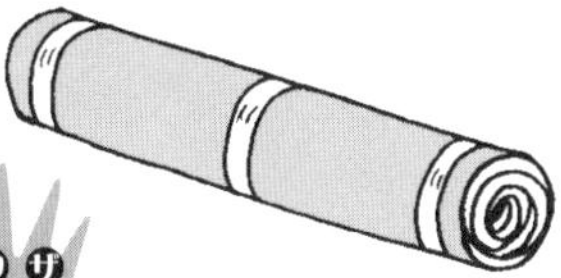

手ワザ 41

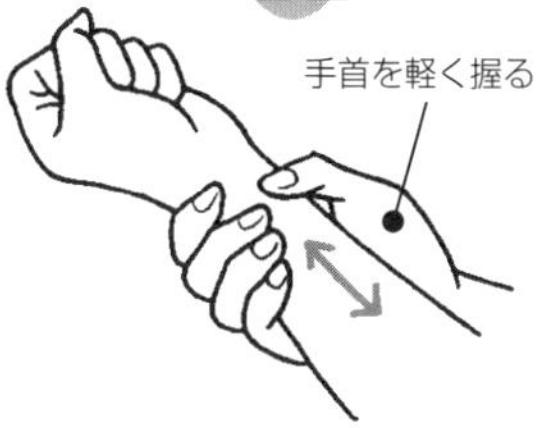

手洗いのとき、皮膚１枚だけを動かすようなイメージで、数センチ動かす

手ワザ 42

手ワザ 43

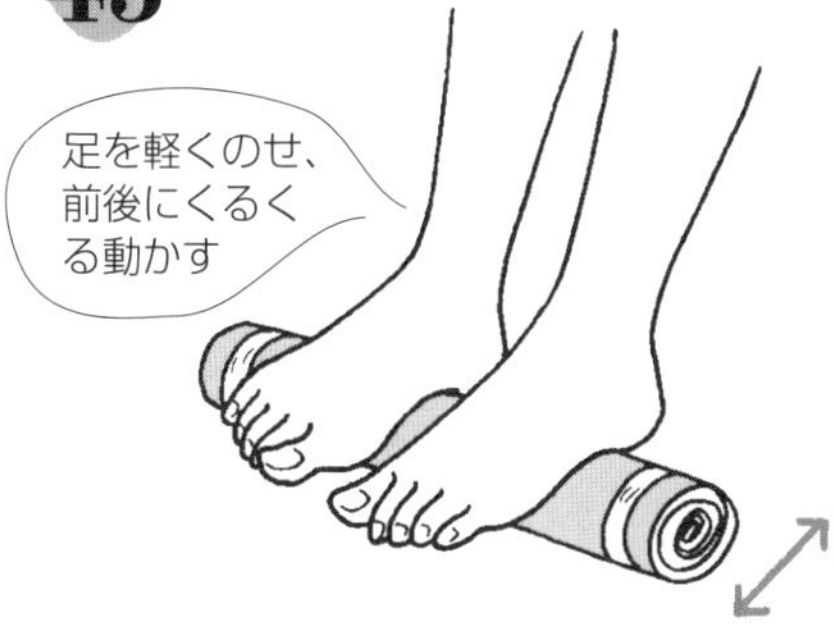

Dr.Kawashima's advice

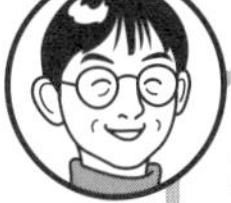

冷えは、手足の先端部が特に冷たくなります。とりわけ足は、心臓から遠いため血流の滞りやすい部位です。ここを温めると、血行がよくなり、全身をめぐって温かくなってきます。寒い時期には、レッグウォーマーを常用するとよいでしょう。

ドクター川嶋の
冷えとり講座②

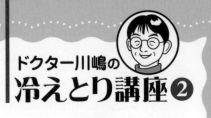

なぜ、冷えは悪者なのか

漢方医学で「冷え」は一つの症状

みなさんのなかには、冷えが気になるからと温泉に行こうと思う人がいても、病院に行こうと思う人は滅多にいないでしょう。

冷えという概念は東洋医学特有のものです。なかでも漢方医学では、冷えを一つの症状としてとらえます。

漢方医学では、人間のカラダは「気《き》」「血《けつ》」「水《すい》」という三つの要素が循環することで維持されると考えます。

「気」とは、かたちはありませんが、一種の生命エネルギーともいうべきものです。

「血」とは、おもに血液を指します。

「水」とは、体内の水分のことで、血液以外の

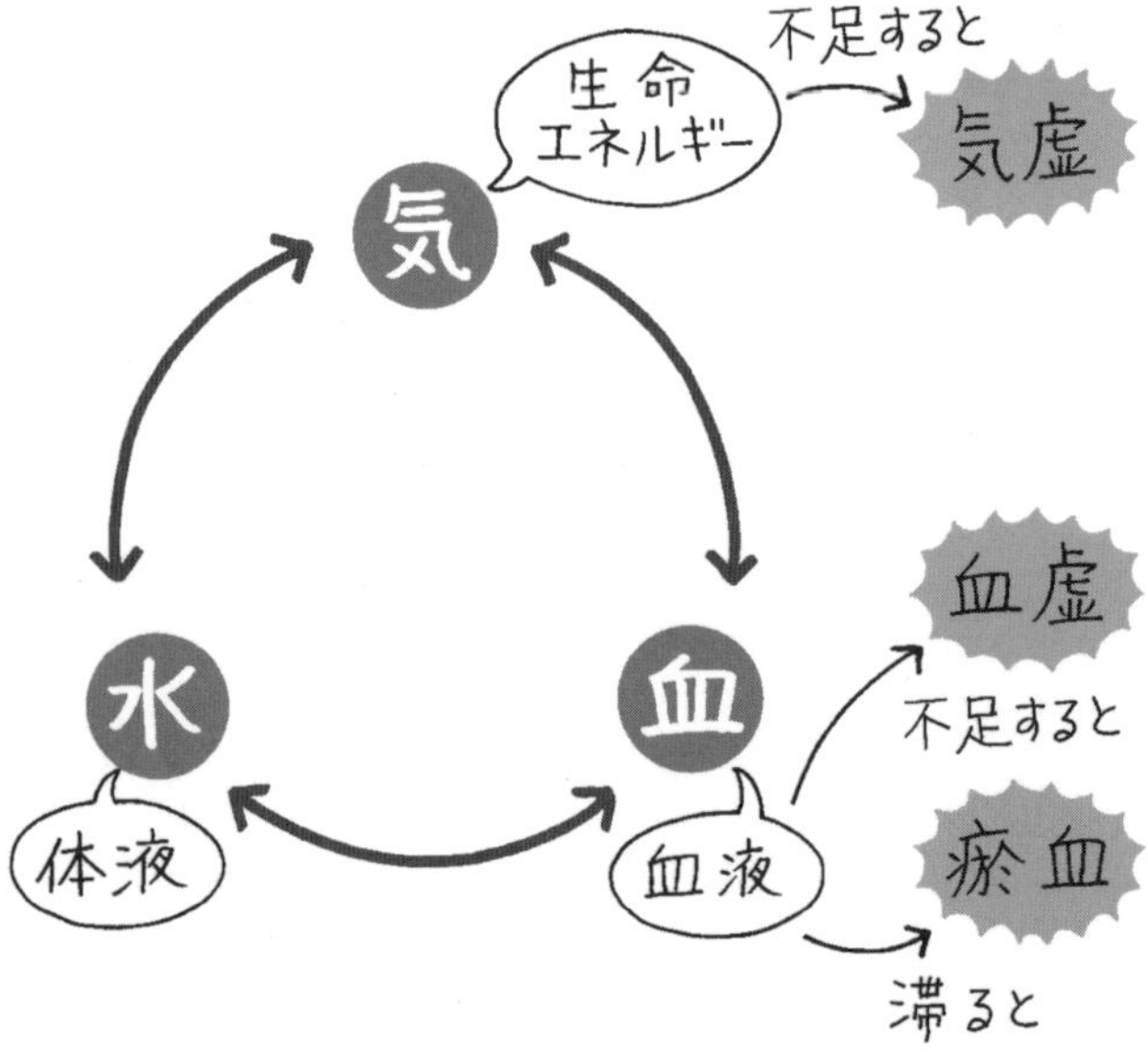

体液全般を指します。

気血水のバランスが乱れたとき、あるいは循環がうまくいかなくなったときに、冷えが生じて不調や病気が起こるととらえます。

気が足りないことを「気虚《ききょ》」、血が足りないことを「血虚《けっきょ》」、血が滞っている状態を「瘀血《おけつ》」といいます。

漢方医学では、冷えの原因のほとんどは、これらによるものとされています。

血のめぐりと冷えとの関係

西洋医学には東洋医学的な「冷え」という概念はないのですが、

「カラダの冷えは一種の循環不全で、血液循環や新陳代謝が悪くなって起こる熱産生不足」

と説明しています。

やはり、冷えと血のめぐりは大いに関連しているのです。

私たちのカラダは常に血液が循環しています。血液は全身をめぐりながら、約60兆個もある細胞に酸素や栄養分などを運搬しています。細胞では血液が運んできた栄養分や酸素をもとにたんぱく質の合成や分解を行ない(代謝)、そのときに熱を産生します。同時に、血液は代謝によって生じた老廃物や余分な水分を回収する働きもしています。

もし、何らかのトラブルが起きて血液がスムーズに流れなくなると、全身の細胞には充分な栄養や酸素が行き渡らなくなり、老廃物や水分の排出もうまくいかなくなってしまいます。当然、代謝も妨げられるので、体温は低下します。血液中に老廃物が残って血めぐりが悪くなれば、カラダの冷えはますます進みます。

冷えと血のめぐりの関係を示すために、もう一つ、わかりやすい例をとり上げてみましょう。

肉料理の残りを冷蔵庫に入れておいて取り出

したとき、表面に白く固まった脂が見られます。脂は温度が下がると固まる性質があります。恐ろしいことに、これと同じことが体内でも起こるのです。

　冷えによって固まった脂は、血管の内壁や内臓周辺に付着して、血のめぐりを阻害します。こうして、冷えが血流の滞りを招き、血流の滞ることでさまざまな不調や病気を引き起こすというわけです。

　また、血流が滞ると、カラダを防衛する免疫反

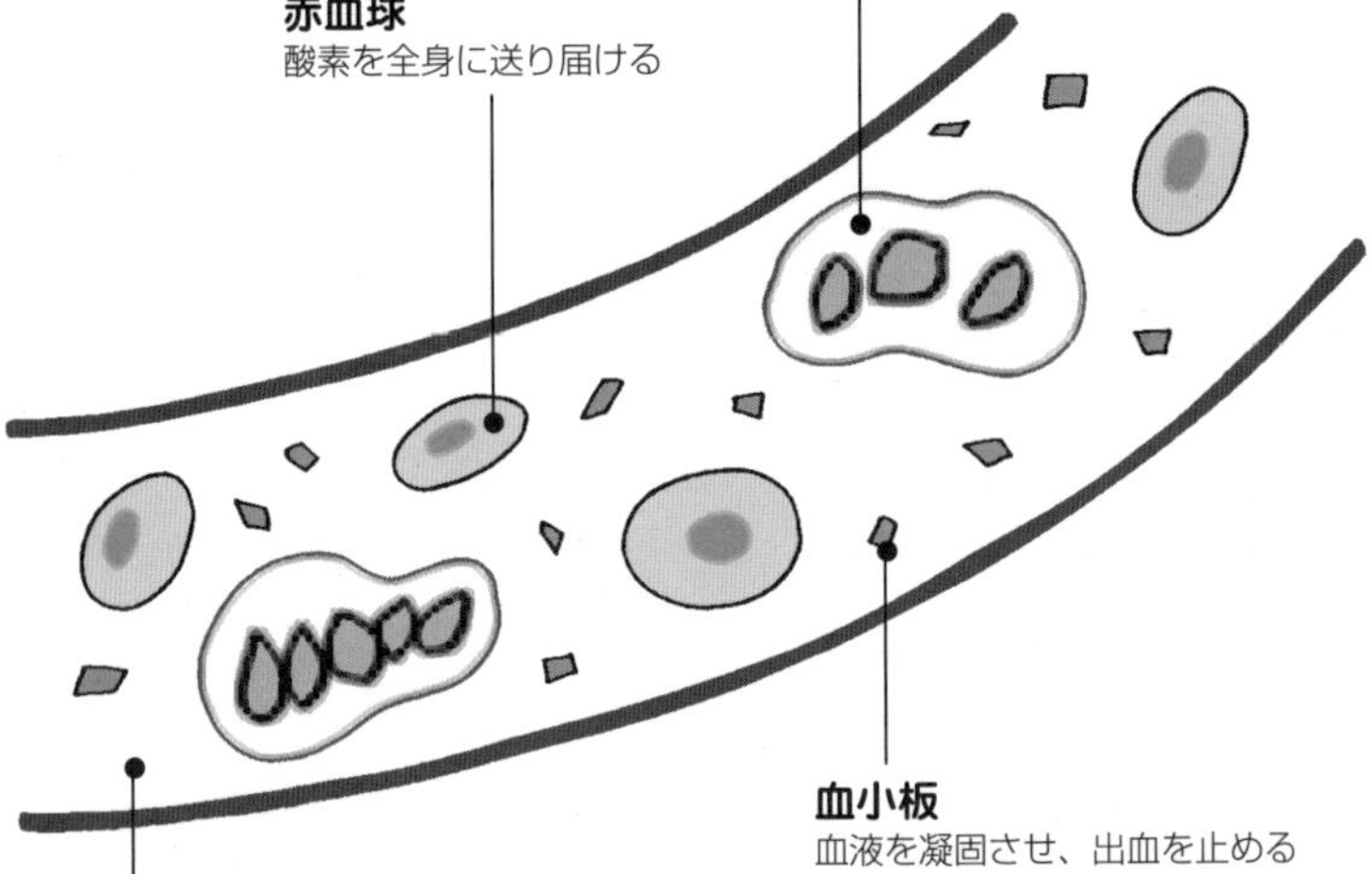
白血球
細菌や異物を処理する
免疫系統の働きを担う
赤血球
酸素を全身に送り届ける
血小板
血液を凝固させ、出血を止める
血しょう
栄養分を送り届け、
二酸化炭素を回収する

応も鈍くなります。

血液を構成する成分の一つに免疫細胞である白血球があります。

白血球は血液の流れに乗って体内を巡回し、細菌や異物を見つけて処理してくれます。冷えによって血流が滞ると、白血球が異物を処理に行けないということも起こるのです。

体温低下で修復酵素の働きが鈍くなる

私たちのカラダのなかでは、生命維持のために免疫や代謝に関わるさまざまな種類の酵素が働いています。これらの酵素がもっとも活発に働くことができる温度は、体内温度で38度前後です。体表面では、これよりも少し低くなって36・5度~37度と考えられます。これが成人の「平熱」の範囲です。赤ちゃんや子どもの体温は成人の体温よりも高くなっています。

カラダが冷えきっていると、酵素の反応が鈍くなるばかりか、酵素ができなくなることさえあります。

酵素のなかにはガン細胞の持つ傷ついた遺伝子を見つけ、それを修復するという非常に重要な役割を果たす酵素があります。この酵素を、「遺伝子修復酵素」と呼んでいます。

人間は胎児のときからガンの遺伝子を持っていますが、通常、その遺伝子情報が読み込まれない位置に潜んで身を隠しています。

ところが、紫外線やダイオキシン、ウイルスなどの刺激によって遺伝子に傷がつき、異常なたんぱく質を生み出します。

その異常なたんぱく質を修復酵素が処理してくれるので、私たちは健康を維持することができるわけです。

しかし、体温の低下によって修復酵素が充分に働いてくれないと、異常なたんぱく質は増殖し、ガンのような病気を発症します。

高血圧・低血圧

★全身の血めぐりを改善

若いころは低血圧といわれていたのに、いつの間にか高血圧と診断されるようになる――。低血圧も高血圧も、そのものが痛いとか、はれているといった、具体的な症状としては現れないので、健康診断のときなどに突然、「高血圧ですよ」とか「低血圧ですね」といわれてびっくりしてしまいます。

血圧は、血のめぐりとも密接な関係があります。［血の道療法］では、高血圧、低血圧ともに、カラダの冷えが引き金となって症状が現れている、ととらえるため、いずれもカラダを温めることで対処していきます。

まず、実際に温度を加えてカラダを「温める」方法があります。足浴やレッグウォーマーで足首を温めるなどです。

［血の道療法］では、手首や首などを温める効果的なグッズを開発しています。それに近い効果を期待できるものとして、日常的

こんな症状にも有効です！

◎不眠症
◎冷え
◎疲れ

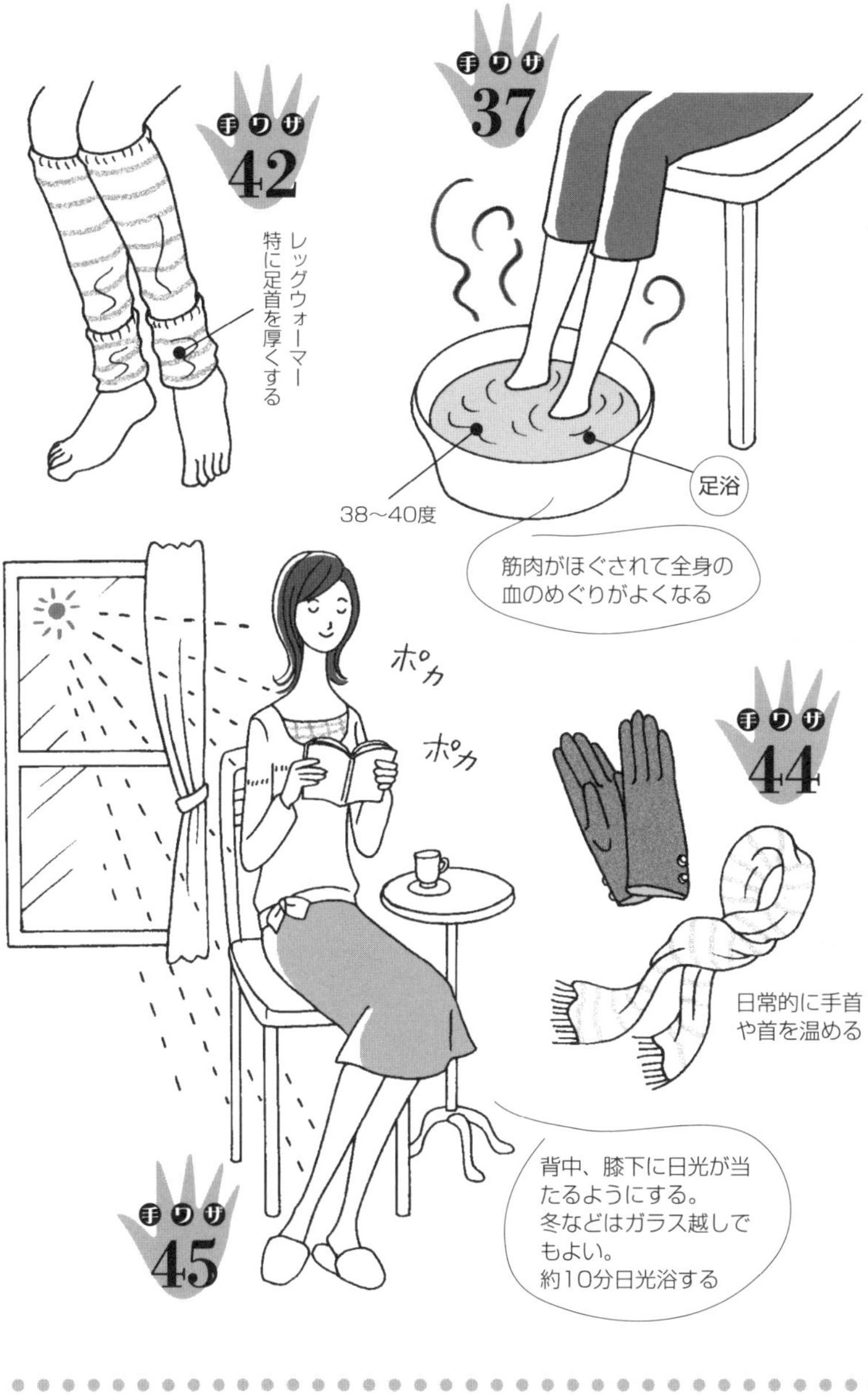
手ワザ 42
レッグウォーマー
特に足首を厚くする
手ワザ 37
足浴
38〜40度
筋肉がほぐされて全身の
血のめぐりがよくなる
ポカ
ポカ
手ワザ 44
日常的に手首
や首を温める
手ワザ 45
背中、膝下に日光が当
たるようにする。
冬などはガラス越しで
もよい。
約10分日光浴する

に手袋やマフラーを使って手首、首を温めるとよいでしょう。特に寒い季節におすすめです。

日光浴もおすすめです。意外に思われるかもしれませんが、全身を温める方法としてとても効果的です。約10分程度でよく、ガラス越しでも効果があります。

全身の血のめぐりを改善するには、立つ、座る、寝るといったときに、常に手ワザを行なうととても効果があります。

立つときや座るとき、体のゆがみのある人は左右どちらかの足を広げたり、引いたりすると、そのゆがみが修整されます。それによって血のめぐりが回復し、カラダ全体が温まります。

朝起きたら、鏡を見て、カラダのゆがみをチェックしてみましょう。どちらかの肩が下がっているときには、ゆがみがあります。

その日は、立つときには下がっている側の足を外側へ少し広げます。

座るときには、下がっている側とは反対の足を少し手前に引きます。

カラダのゆがむ方向は、いつも同じとは限らないので、毎朝チェックしてください。

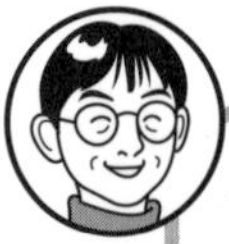

Dr.Kawashima's advice

高血圧は代表的な生活習慣病ですが、それが引き金となってさらに別の病気を引き起こすだけに、きちんと対応しておきたいもの。薬に頼るのも一つの方法ではありますが、慢性的なものだけに、[血の道療法]によるカラダ温めをプラスするのも効果的です。

手ワザ
46
鏡
一方の肩が下がっているかどうかを確認する
その日は、立つときはこの向きにする
下がっている側の足を外側へ少し広げる
手ワザ
47
座るときは椅子の手前にお尻をのせる
腰痛の人は巻いたタオルなどをはさむとよい
タオル
膝とくるぶしがまっすぐになっている
下がっていた肩とは反対の側の足を少し引く
手ワザ
48
就寝時、腰部に手を左右に差し入れてみる。どちらかの側に差し入れたときに楽な場合は、その側にタオルをはさむと血のめぐりがよくなり安眠できる

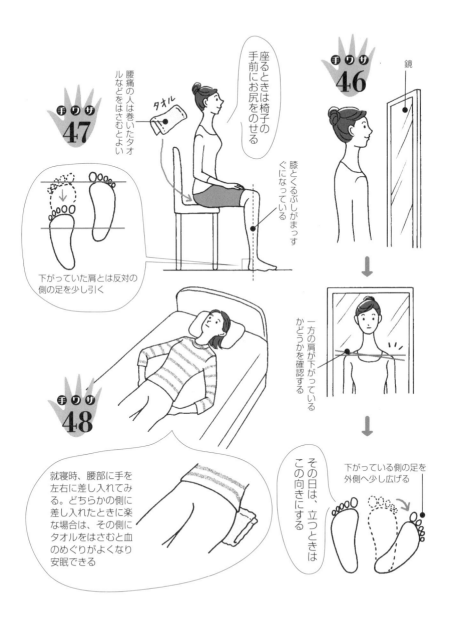

のぼせ

★鼻づまり対策がよく効く

鼻が詰まっていると呼吸しにくくなります。それが原因となり、さまざまな症状が出てきます。のぼせもその一つで、鼻血を伴うこともあります。のぼせということばから、カラダが温まりすぎていると考えがちですが、実は正反対。ほとんどののぼせは、カラダが冷えていることからくる症状です。

「頭寒足熱」ということばがありますが、のぼせは、ちょうどこの逆の状態です。上半身に熱がこもり、下半身が冷え切った状態になっているのです。

［血の道療法］では、全身の体内の温度をできるだけ差のない状態にすることで、カラダのバランスを調整します。

のぼせには、鼻づまりと同じように、ゆがんだ鼻を正しい状態にする方法が効果的です。同時に、頭寒足熱を確保するために、二の腕の持ち上げや足浴を行ないます。

こんな症状にも有効です！

◎むくみ
◎疲れ目
◎頭痛
◎めまい

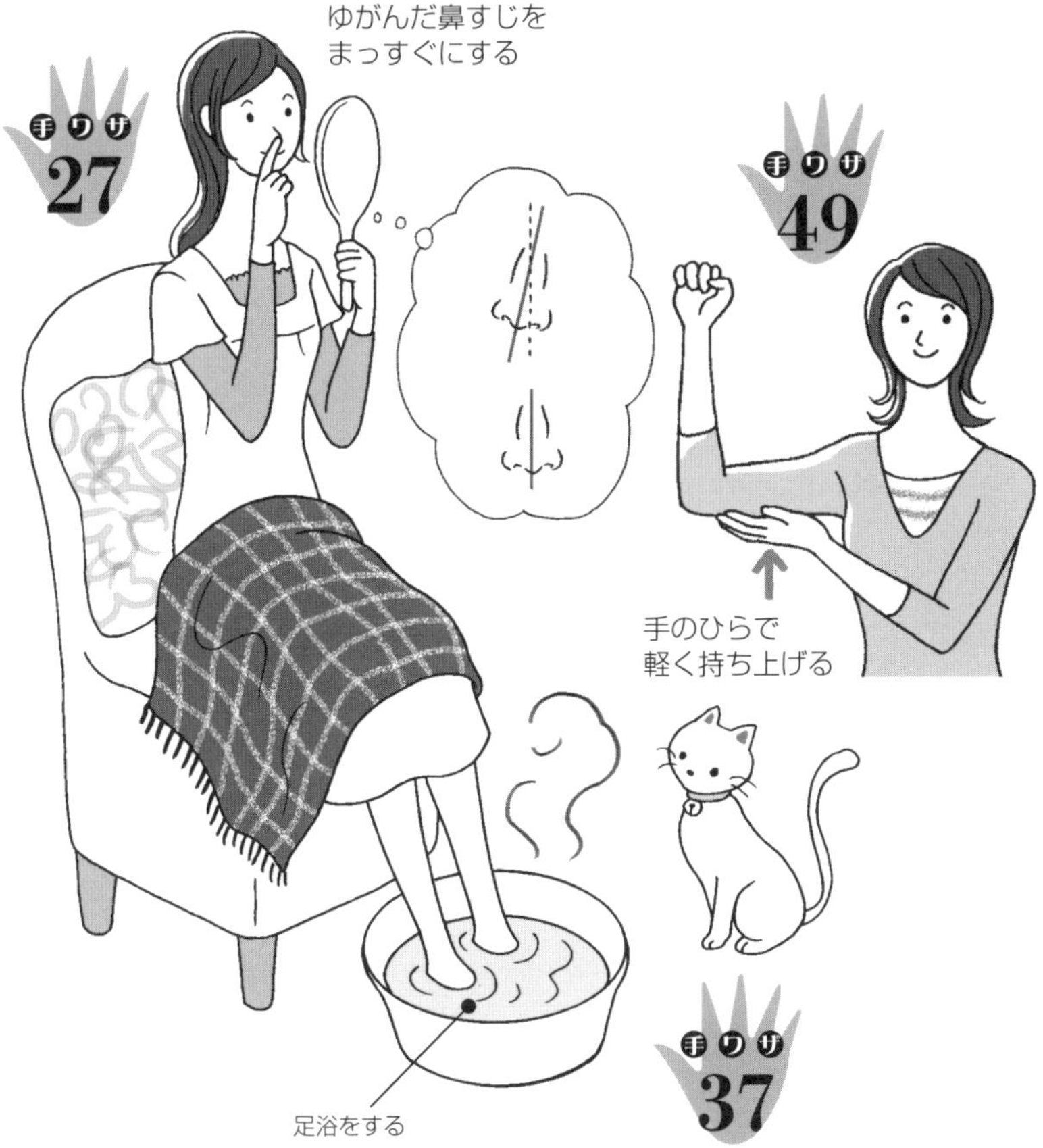

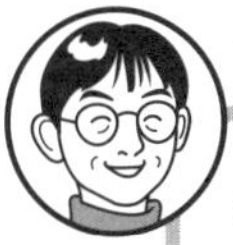

Dr.Kawashima's advice

のぼせも、実は下半身の冷えが原因です。下半身が冷えて血流が滞ると、下半身に行くべき血液が上半身にたまってしまい、その結果、上半身の体温が上がります。これがのぼせを引き起こすのです。そのため、下半身の冷え対策が大切です。

疲れ

★姿勢をよくすれば疲れ知らずに

　仕事をしているビジネスマン、ＯＬなどにとって、「疲れた～」「あー、だる～」といったことばは、合い言葉のよう。とりわけどことといって悪いところはないのに、忙しい毎日を過ごしたあとは、全身がぐったりとしてしまいます。

　病気というわけではない、このような日々の疲れは、カラダの冷えが原因となっていることが多いのです。カラダのゆがみがもとになり、筋肉のなかを流れる血のめぐりが滞ることで起こっています。

「血の道療法」では、こうした疲れに悩む人には、姿勢をよくすることをすすめています。よい姿勢を保っていれば背すじが伸び、血流が促されます。カラダも温まり、全身の新陳代謝も活発に行なわれます。こうした状態が続くことで、疲れる度合いもぐんと少なくなります。

こんな症状にも有効です！

◎腰痛
◎冷え

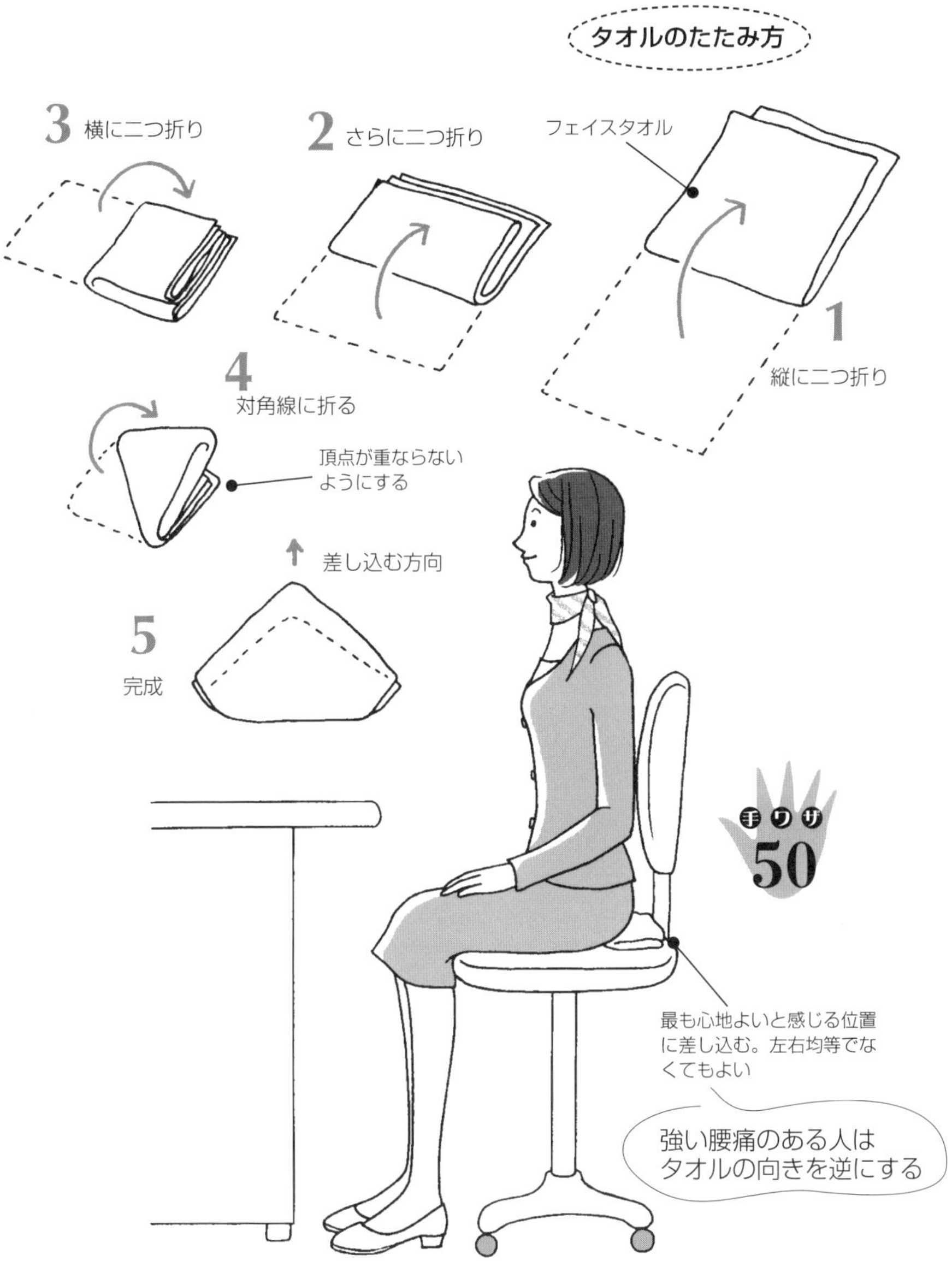
タオルのたたみ方
3 横に二つ折り
2 さらに二つ折り
フェイスタオル
1
縦に二つ折り
4
対角線に折る
頂点が重ならない
ようにする
差し込む方向
5
完成
手ワザ
50
最も心地よいと感じる位置
に差し込む。左右均等でな
くてもよい
強い腰痛のある人は
タオルの向きを逆にする

椅子に座っているとき、背筋をぴんと伸ばし続けるのはけっこうきついものがあります。そんなとき、タオルを用いた便利ツールを使うことをおすすめします。

タオルを77ページの図のように三角形に折りたたみ、お尻のカーブに合わせて後ろから差し込みます。通常は三角形の頂点側から差し込みますが、強い腰痛のある人はこれではかえってつらくなりますから、逆に、底辺側から差し込んでください。

次に紹介する手ワザも、タオルを使います。フェイスタオルを筒状に巻いたものを用意します。椅子に座るとき、それを太ももの間に軽くはさみます。ときどき、前後に移動してもよいでしょう。これにより、太もものゆがみが緩和され、血流が促されます。

また、疲れているときには、決まって、足のふくらはぎが垂れ下がっています。これも、血流を悪化させます。

そんなときには、両手でそっとふくらはぎを包むようにして、軽く持ち上げてください。しばらく支えていると、ふくらはぎが、ぷるんとしてきて、気持ちがよくなります。

親指と人差し指でアキレス腱のところを軽くはさんで持ち上げることも、ふくらはぎの血行を促す効果があります。

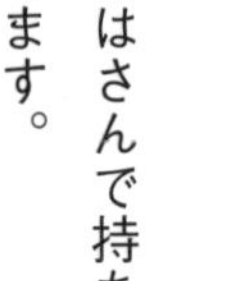

Dr.Kawashima's advice

精神的な疲れも要注意です。自律神経は交感神経と副交感神経からなり、二つの神経が興奮と鎮静のバランスをとっています。調整がうまくいかないと、精神的に疲れ、血のめぐりも滞ってしまうからです。気持ちをいつもリラックスさせましょう。

手ワザ 51

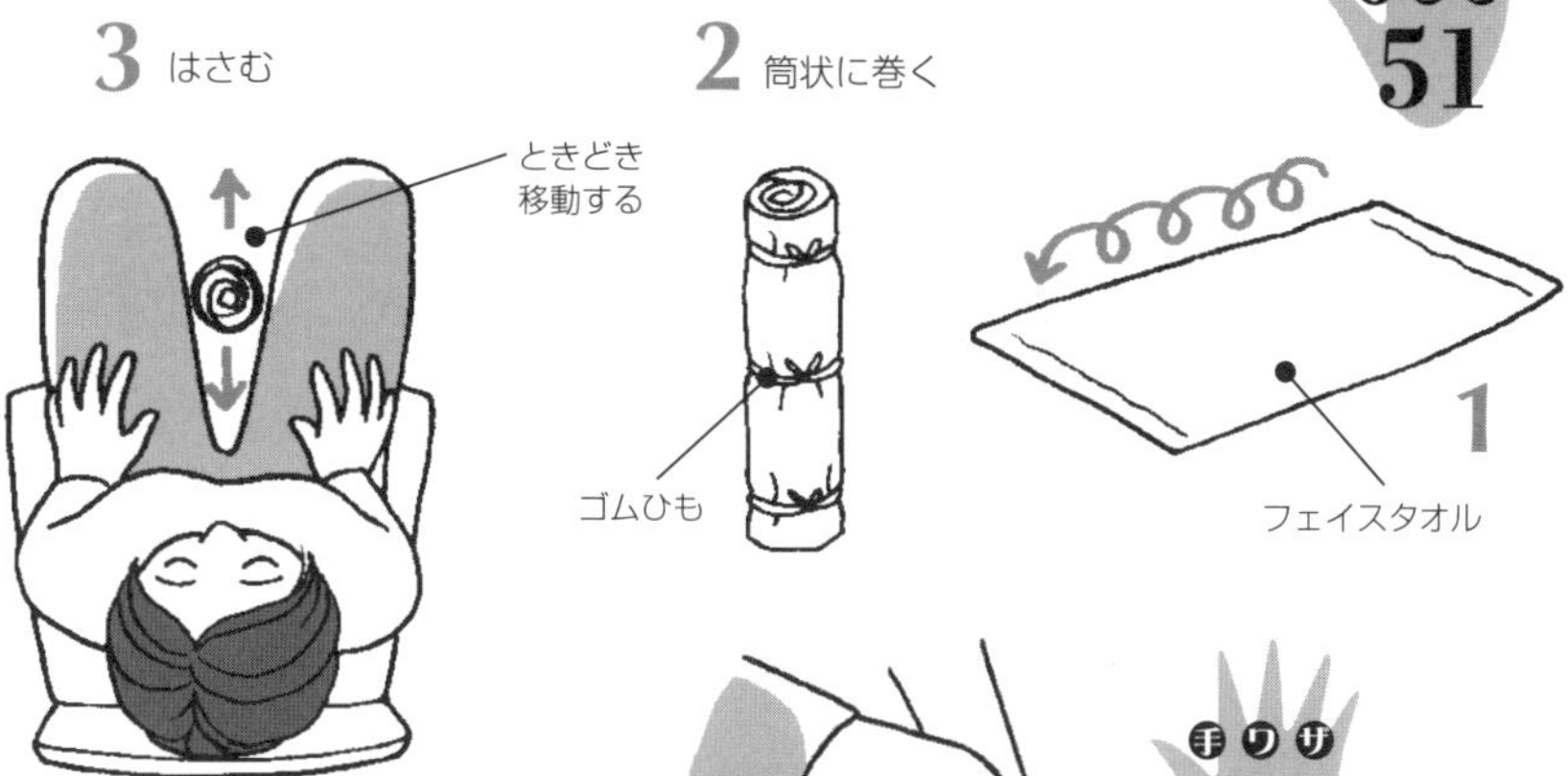

手ワザ 52

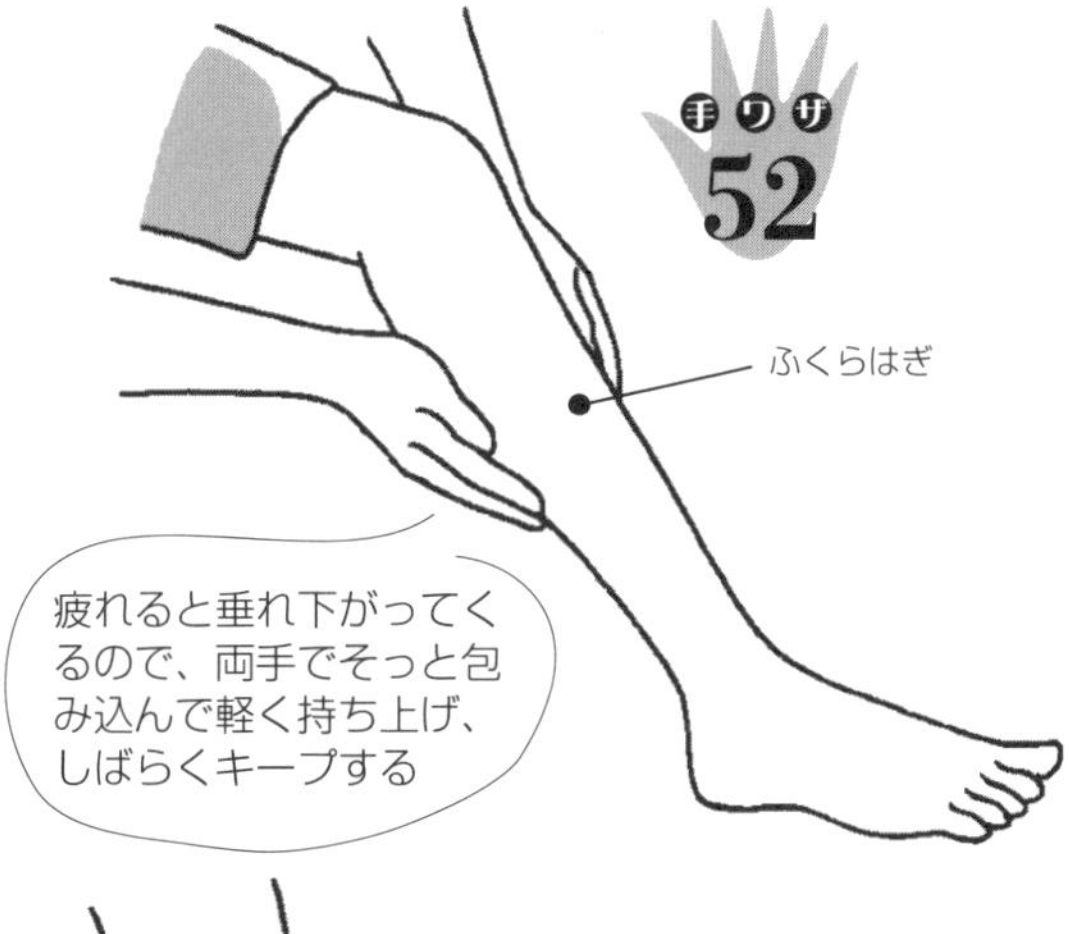

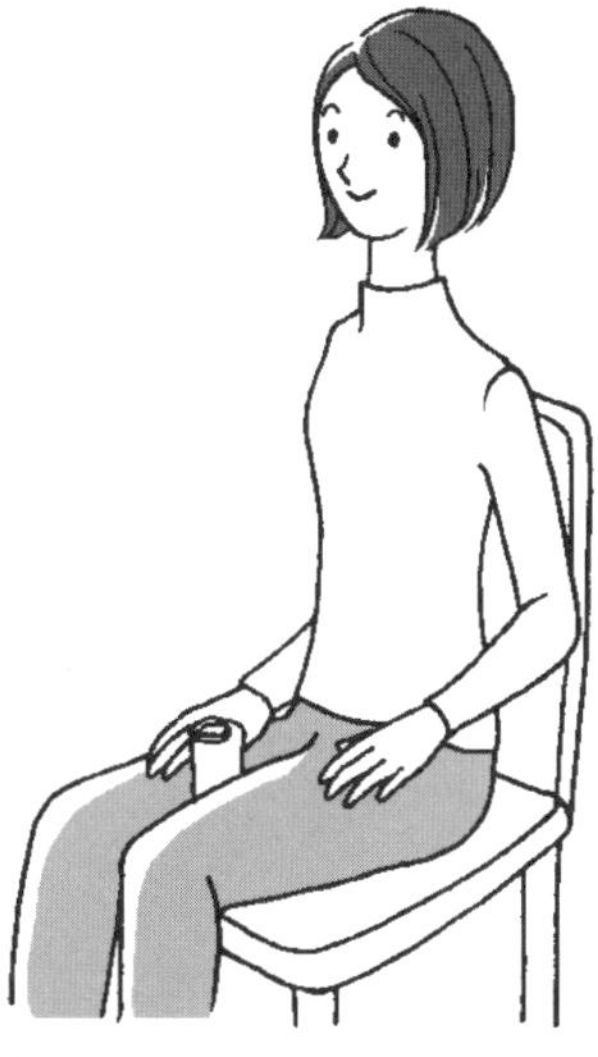

手ワザ 53

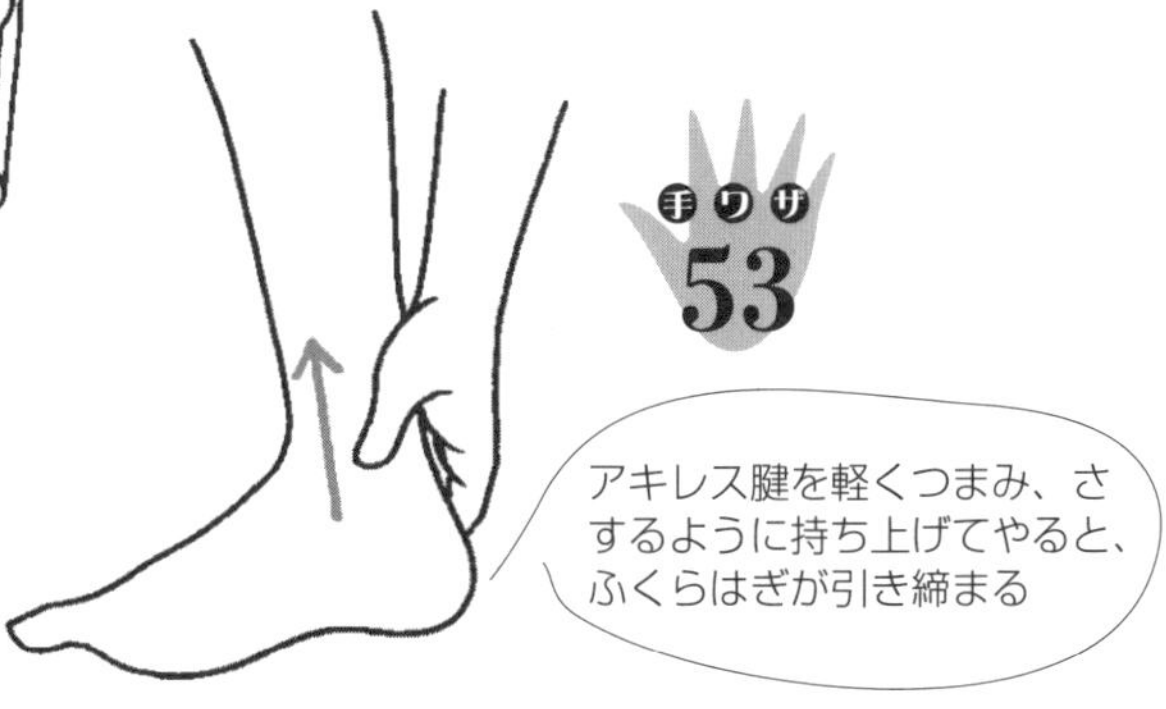

関節痛

★できる範囲で手ワザを行なう

関節痛は、年齢とともにさまざまなところに起こってきます。多くの場合、腰痛と同じように、筋肉の血のめぐりが滞っていることが原因ですから、「血の道療法」で血流を促してやるとつらい痛みなどが緩和されます。ただし、痛みが強い場合、無理をすると逆に悪化させることにもなりかねません。「血の道療法」では、無理は禁物なのです。できる範囲で、少しずつ行なってください。

　また、消炎鎮痛剤を使用するケースもありますが、炎症が強いときやひどい痛みを一時的に緩和することには効果があります。ただし、常用するのは避けましょう。血流をかえって阻害し、カラダを冷やしてしまいます。

こんな症状にも有効です！

◎筋肉痛
◎肩こり

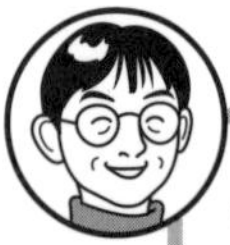

Dr.Kawashima's advice

老化などが原因で筋肉が衰えてくると、手足などに強い力がかかったりしたときに、関節が悲鳴を上げて痛みや炎症を起こします。こうした痛みや炎症は血流の改善によって治っていきます。逆に血流の滞りは回復を遅らせることになります。

手ワザ
24
タオル
タオルを太ももにあて、軽く上下させる

手ワザ
54
軽く回す。
痛いときには無理して回さない
軽く手を曲げる

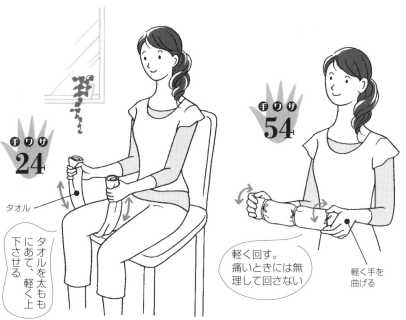

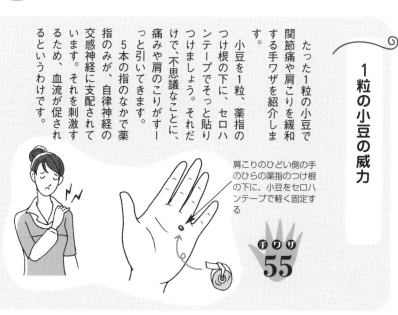

1粒の小豆の威力

たった1粒の小豆で関節痛や肩こりを緩和する手ワザを紹介します。

小豆を1粒、薬指のつけ根の下に、セロハンテープでそっと貼りつけましょう。それだけで、不思議なことに、痛みや肩のこりがすーっと引いてきます。

5本の指のなかで薬指のみが、自律神経の交感神経に支配されています。それを刺激するため、血流が促されるというわけです。

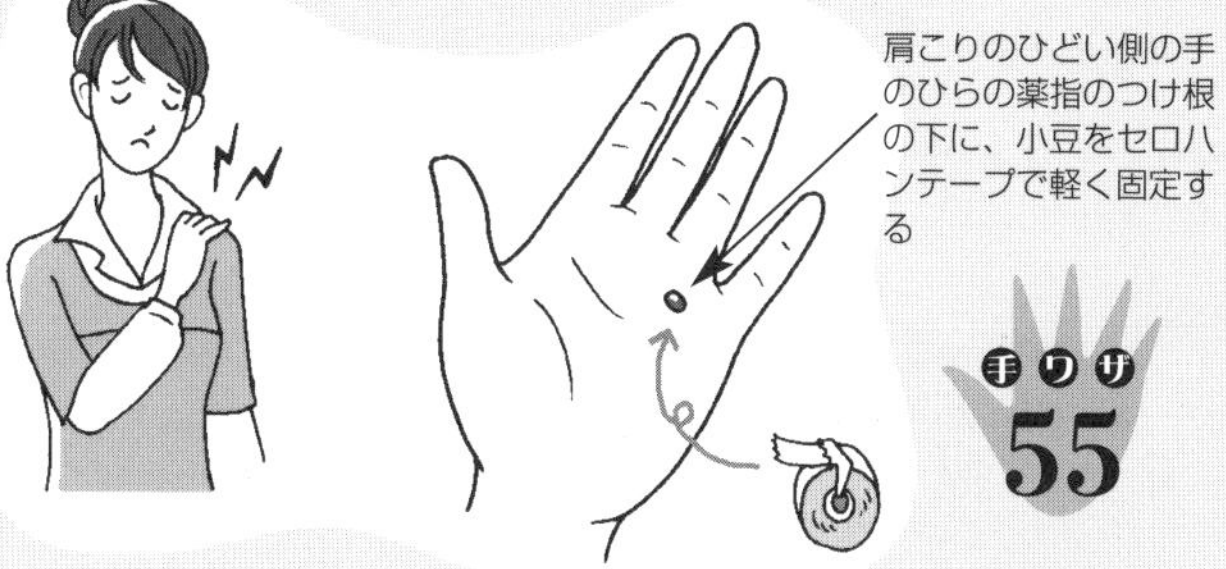
肩こりのひどい側の手のひらの薬指のつけ根の下に、小豆をセロハンテープで軽く固定する
手ワザ
55

関節痛を緩和する手ワザはこのほかにもいろいろありますが、ここでは、就寝時の手ワザとして、［血の道療法］の便利ツールであるタオルを使う例を三つ紹介します。

タオルは、バスタオルやフェイスタオルを使用します。あらかじめ、筒状に丸めておきます。やり方は43ページを参照してください。

バスタオルを首の下に置き、肩からカラダのカーブに合わせて伸ばします。その上に、腕を軽くのせます。この手ワザは、腕の関節痛を緩和します。

腰のあたりの関節痛を緩和するには、バスタオルをお尻の下から腰にかけてあてがいます。

膝の関節痛に対しては、足首のところにフェイスタオルを使用します。

“お腹ぽっこり”も［血の道療法］で解決

健康面からも美容面からも、お腹ぽっこりで悩んでいる人は、男女問わず多いことでしょう。内臓脂肪がぽっこりの原因の一つです。食生活の改善や運動などはもちろんですが、［血の道療法］でもお腹ぽっこりを緩和しましょう。

手ワザ 56

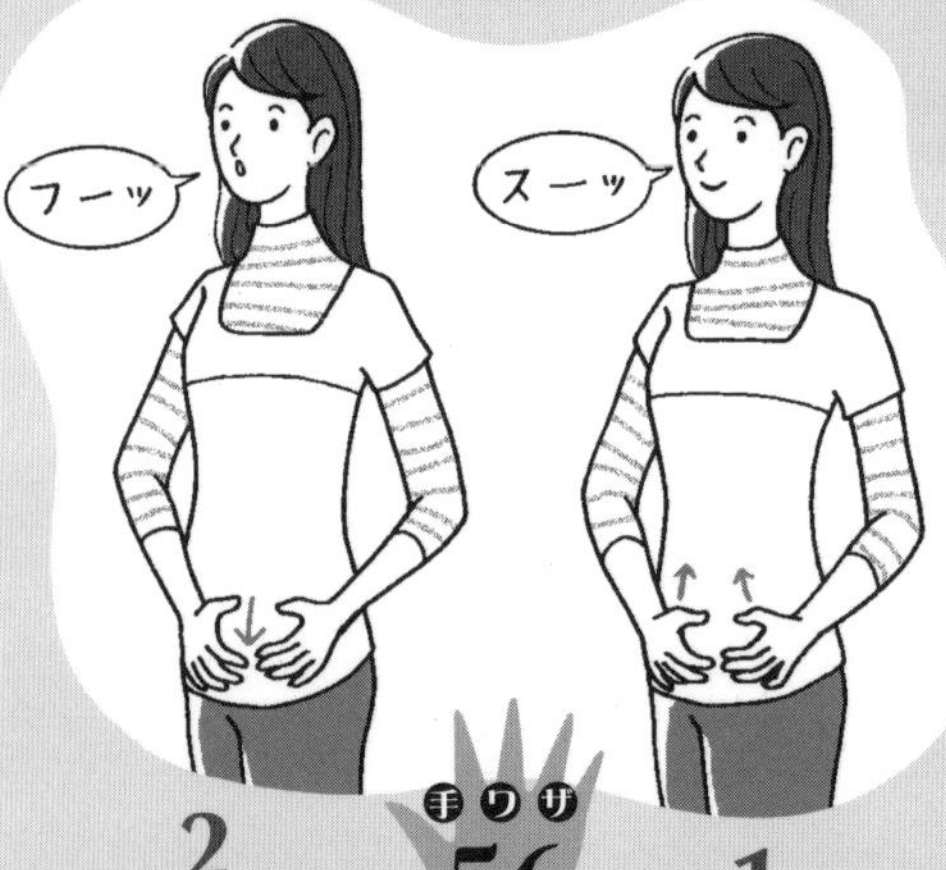

1 息を吸いながら持ち上げる

2 息を吐きながらゆっくり下げる

手ワザ 57

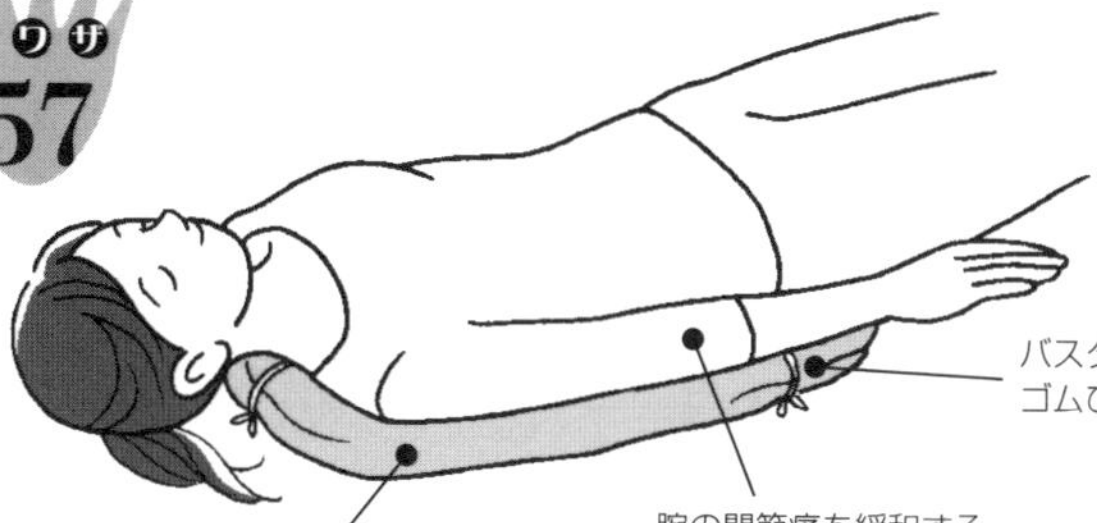

手ワザ 58

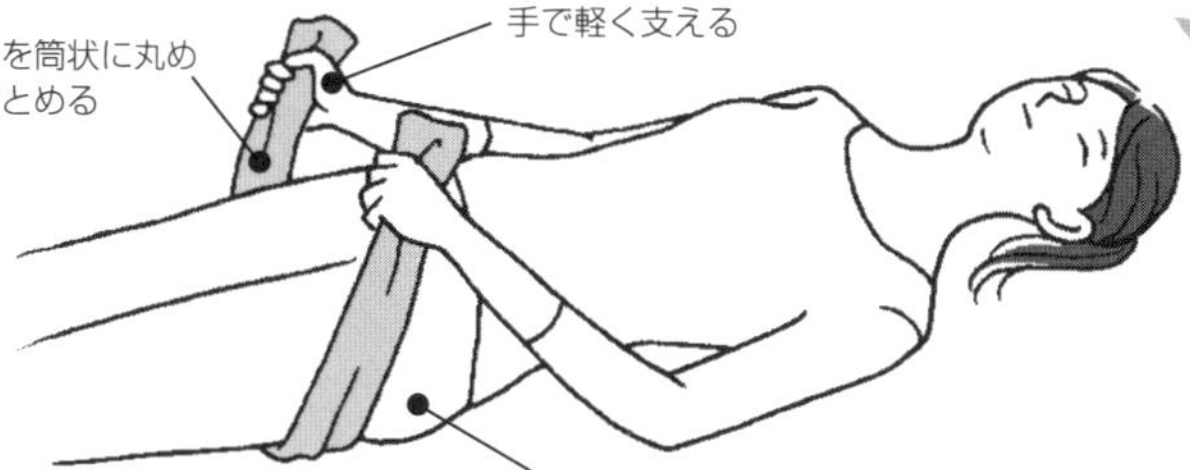

手ワザ 59

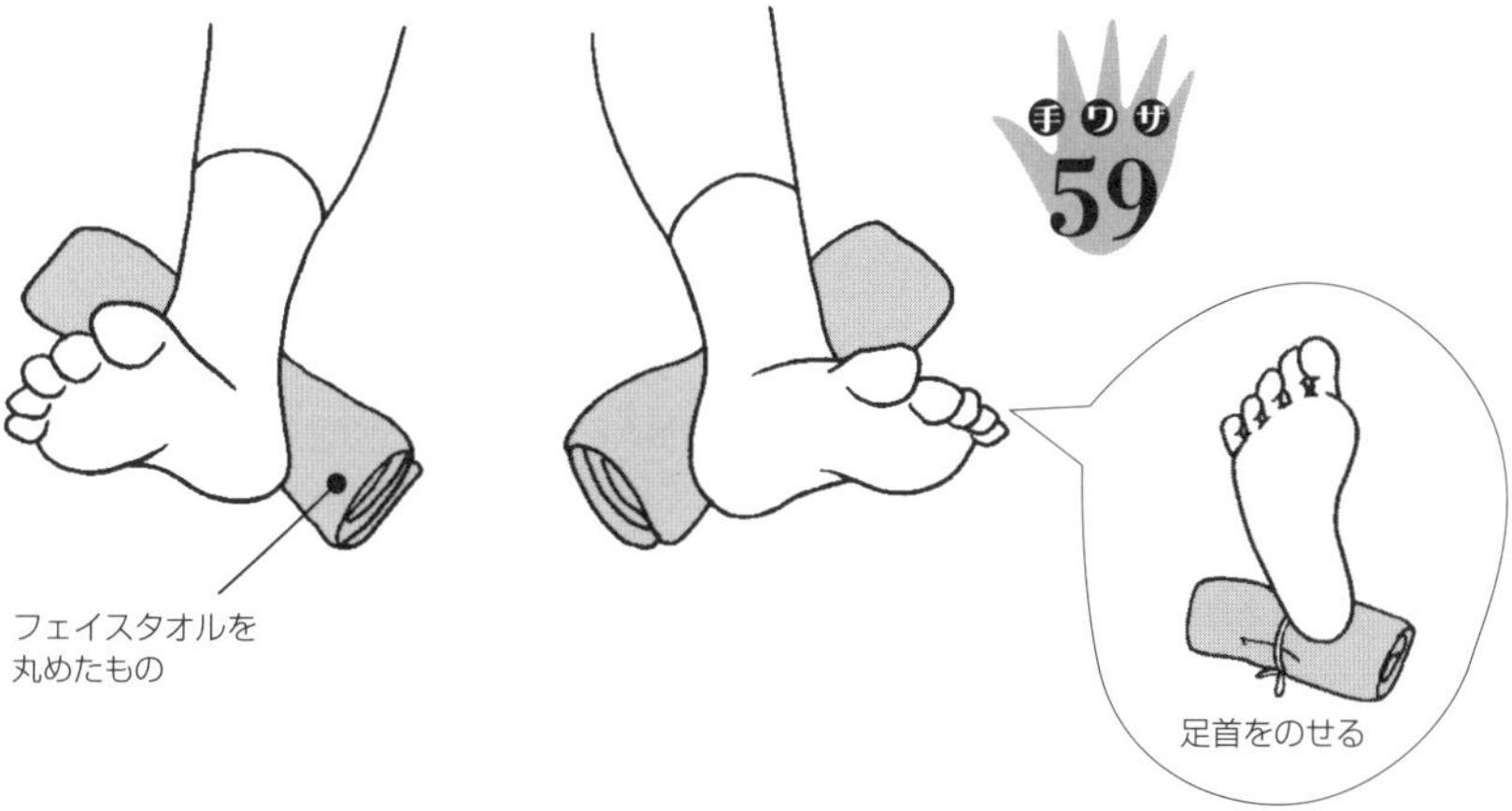

筋肉痛

★腕の筋肉は三つの手ワザで段階ごとに調整

筋肉痛も、多くの場合は、筋肉のなかを流れる血のめぐりが滞ることで起こる症状です。そのため血流を促してやれば、痛みが緩和してきます。

腕の筋肉痛の場合、こぶしを握って軽く肘を曲げ、こぶしを内側へ軽く回転させます。痛みが強い場合には要注意。手ワザ⑥⓪、⑥①、⑥②を順を追って、少しずつ行ないましょう。

腕の筋肉は、手首部分、手首から肘まで、肘から肩にかけて大きく三つに分けられ、複数の筋肉が複雑に組み合わさっています。そこで痛みのない筋肉の血流を促し、腕全体の血流をよくしてやるのです。痛みのある筋肉も、周囲の血行がよくなるに従い、痛みがしだいに緩和されます。

こんな症状にも有効です！

◎関節痛
◎肩こり

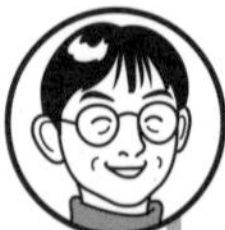

Dr.Kawashima's advice

筋肉痛は、筋肉を酷使したり、老化などによって起こります。これらは、血のめぐりが滞っていることが主な原因です。こういうケースでは、手ワザなどを用いてカラダを温めることが緩和への近道です。

手ワザ
60
軽く握って、手首を軽く回す
痛みが強いときは手首だけを回す
手ワザ
61
手ワザ⑥よりさらに回すと、肘から先の前腕部の血のめぐりが促される
この部分の血のめぐりを促す
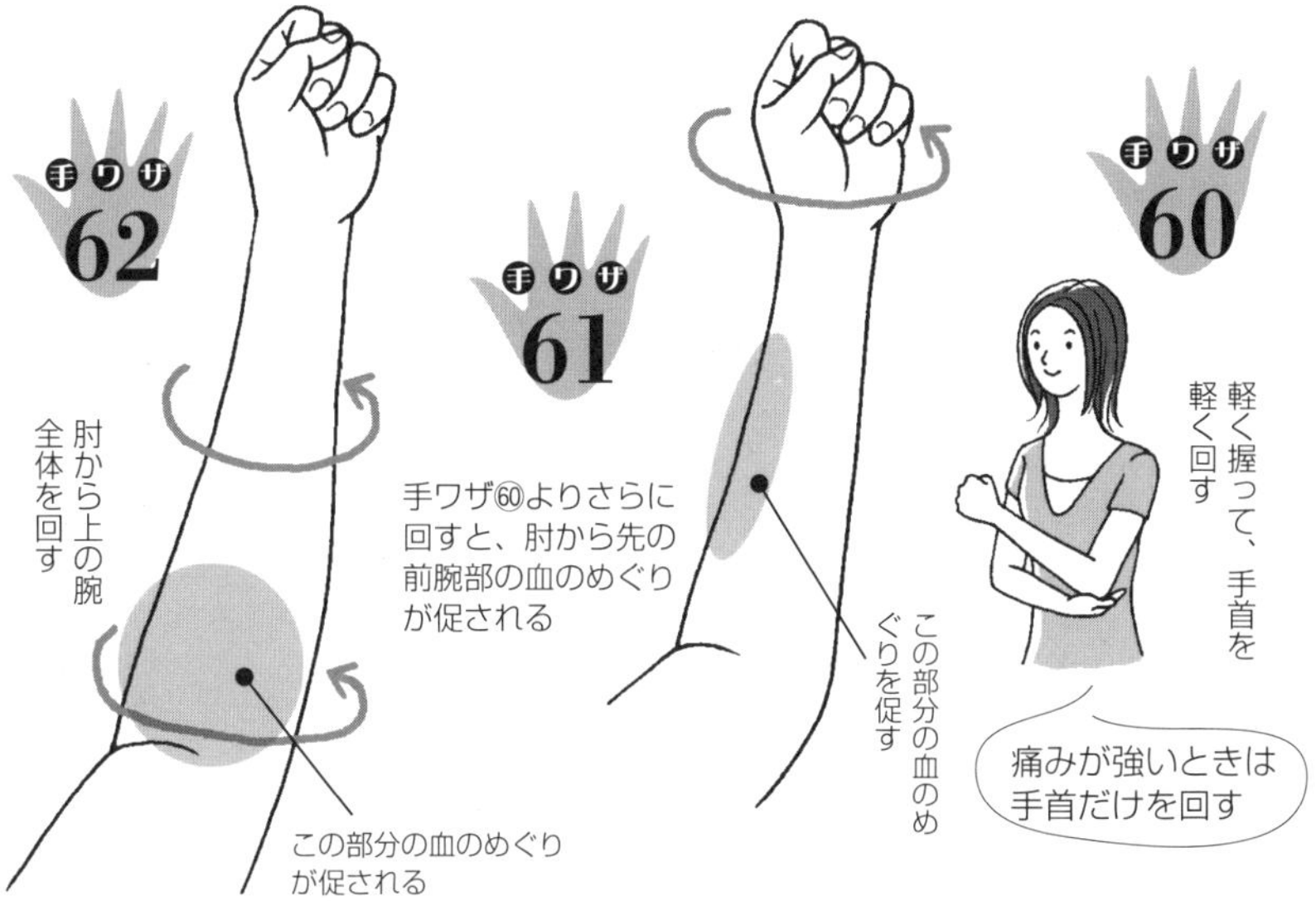
手ワザ
62
肘から上の腕全体を回す
この部分の血のめぐりが促される

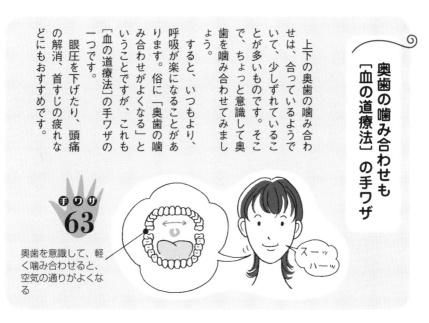

奥歯の噛み合わせも「血の道療法」の手ワザ

上下の奥歯の噛み合わせは、合っているようでいて、少しずれていることが多いものです。そこで、ちょっと意識して奥歯を噛み合わせてみましょう。

すると、いつもより、呼吸が楽になることがあります。俗に「奥歯の噛み合わせがよくなる」ということですが、これも「血の道療法」の手ワザの一つです。

眼圧を下げたり、頭痛の解消、首すじの疲れなどにもおすすめです。

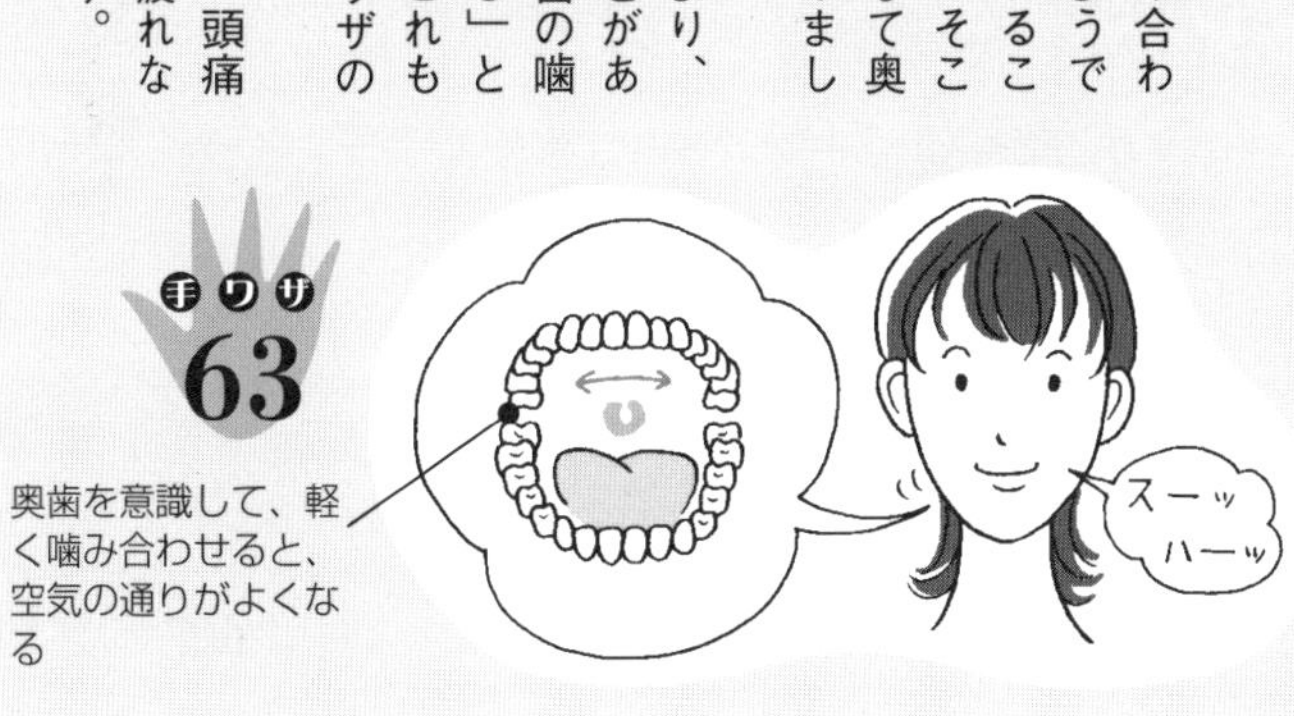
手ワザ
63
奥歯を意識して、軽く噛み合わせると、空気の通りがよくなる
スーッ
ハーッ

膝の痛み

★階段の〝昇り〟に注意を！

年齢を重ねると、「膝が痛くて……」とか「膝にたまった水を抜きにいった」などといった話を聞くようになります。

膝の関節とそれを支える筋肉が老化し、血のめぐりが悪くなることで、膝の痛みが引き起こされるのです。

手足、特に足の血流を促すような手ワザ（14ページ）がとても効果的です。

膝が痛いときには、外出もおっくうになりがち。特に、駅の階段を昇るときがつらいものです。「血の道療法」には、楽に階段を昇れる方法があります。

土踏まずに階段のへりをかけ、バネのように軽く跳ねる感じで上がるのです。

さらに、膝の痛いときには、痛い側の足のつま先を外側へ向けて少し開き気味にして昇ると、痛みが緩和されます。


こんな症状にも有効です！
◎腰痛
◎肩こり

手ワザ 64

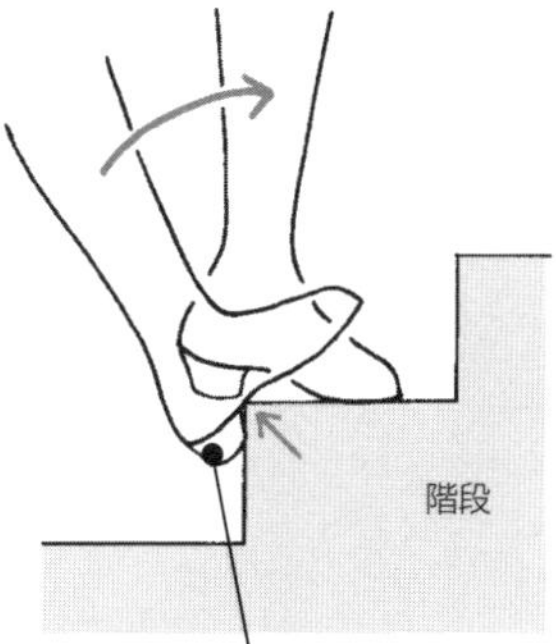
階段
土踏まずをへりに引っかけ
て跳ね上がるようにする

手ワザ 65

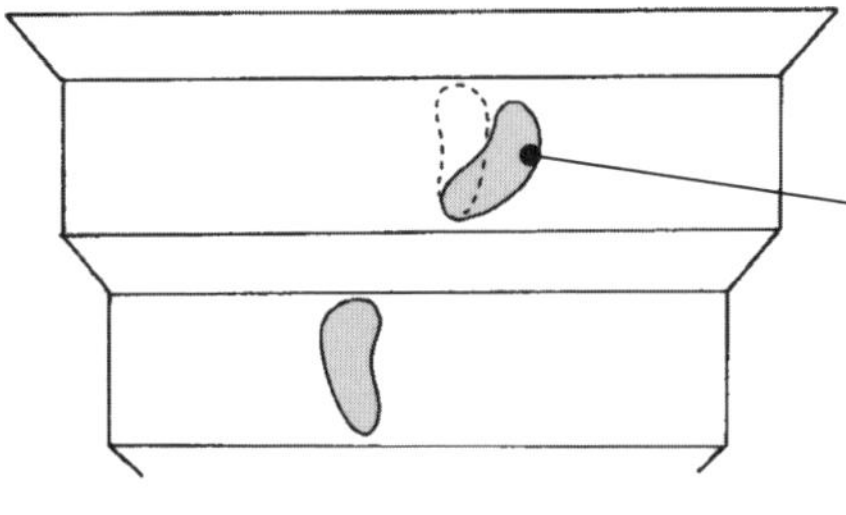
痛い膝と同じ側の足の
つま先を少し開いて昇る

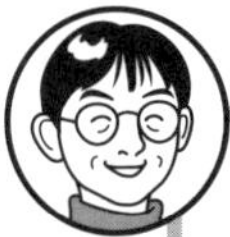

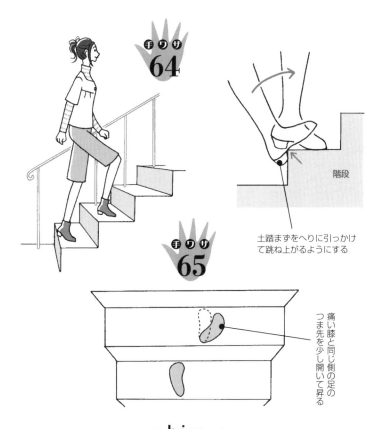

Dr.Kawashima's advice

若いころにどんなに鍛えても、年とともに筋肉の衰えはやってきます。それにつれて膝の痛みも出てくるものです。ただ、カラダの冷えを抑えることで、こうした症状を遅らせることができ、また痛みが出ても緩和することができます。

むくみ

★女性に多いつらい症状を緩和する

一日中座る暇もなく立ち仕事、逆にデスクワーク……。現代人は、足のむくみの起こりやすい環境にいます。

カラダ全体の血のめぐりが悪くなりますし、特に下半身に血がたまりやすくなります。こうしたことがむくみの原因となります。さらに、カラダを締めつけるような下着や服装もむくみを増長します。

むくみは、ひどくなると、左右の足の太さがアンバランスになったり、だるさや痛みなどの症状も出てきます。

こうしたむくみの症状を緩和する手ワザの一つが、アキレス腱の部分を軽くもむ方法。だるいなと感じられるようになったら、いつでもどこでも行なってください。

また、下半身にたまっている血液を上半身に戻してやる手ワザがあります。靴下やストッキングをはくとき、床に寝て足を上げ

こんな症状にも有効です！

◎腰痛
◎膝の痛み

てはいてみましょう。それだけで、その日のむくみは驚くほど少なくなるはずです。

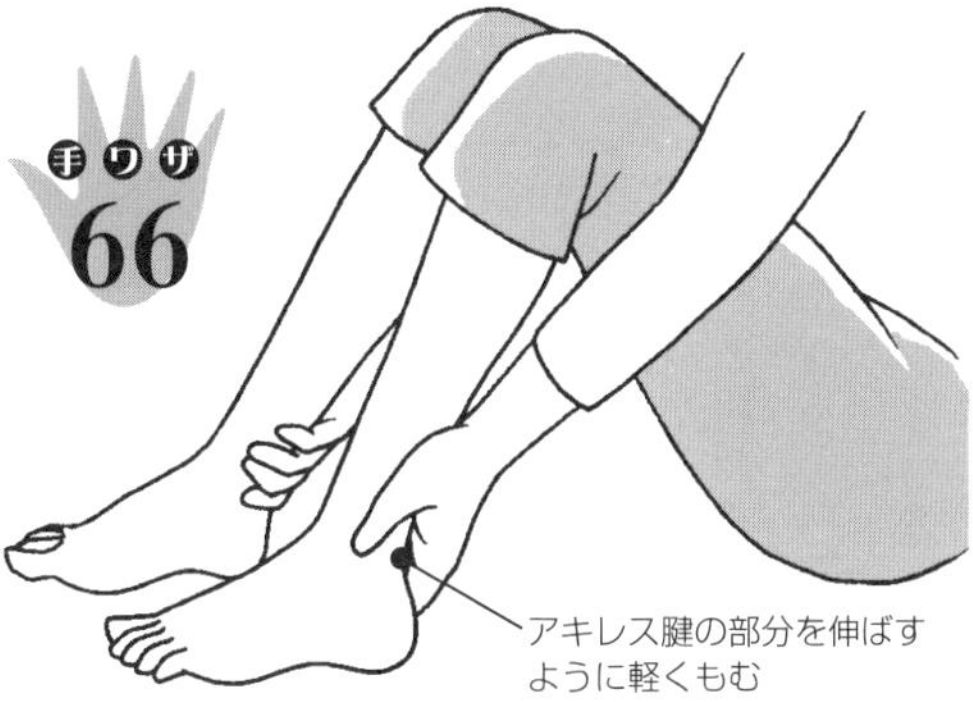
手ワザ
66
アキレス腱の部分を伸ばすように軽くもむ

手ワザ
67
起床時など、仰向けの状態で靴下やストッキングをはく

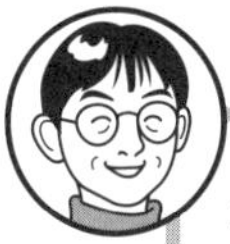

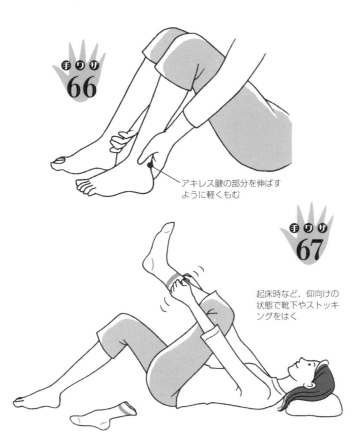

Dr.Kawashima's advice

生理になると女性ホルモンの分泌量により、血管が拡張してむくみやすくなります。また、足に静脈瘤がある場合など、血流が妨げられることでも起こります。いずれも、血流を促すことでむくみの度合いが少なくなったり、緩和されたりします。

ドクター川嶋の
冷えとり講座❸

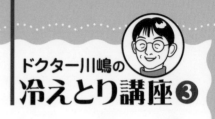

冷えを改善するとカラダはどうなるのか

免疫細胞が活性化する

カラダのなかに細菌やウイルスなどが侵入しても、免疫というシステムが機能してそれらを退治してくれます。

免疫システムのかなめをなすのが、血液のなかの白血球です。白血球には顆粒球、リンパ球、単球などの種類があります。顆粒球は細菌類を処理し、リンパ球は抗体をつくって敵を退治するなど、それぞれが役割分担して働いています。

なかでもリンパ球は免疫反応に直接的に働くもので、ガンを退治する「ＮＫ細胞」も、リンパ球の一つです。

カラダを温めると、このリンパ球が増え

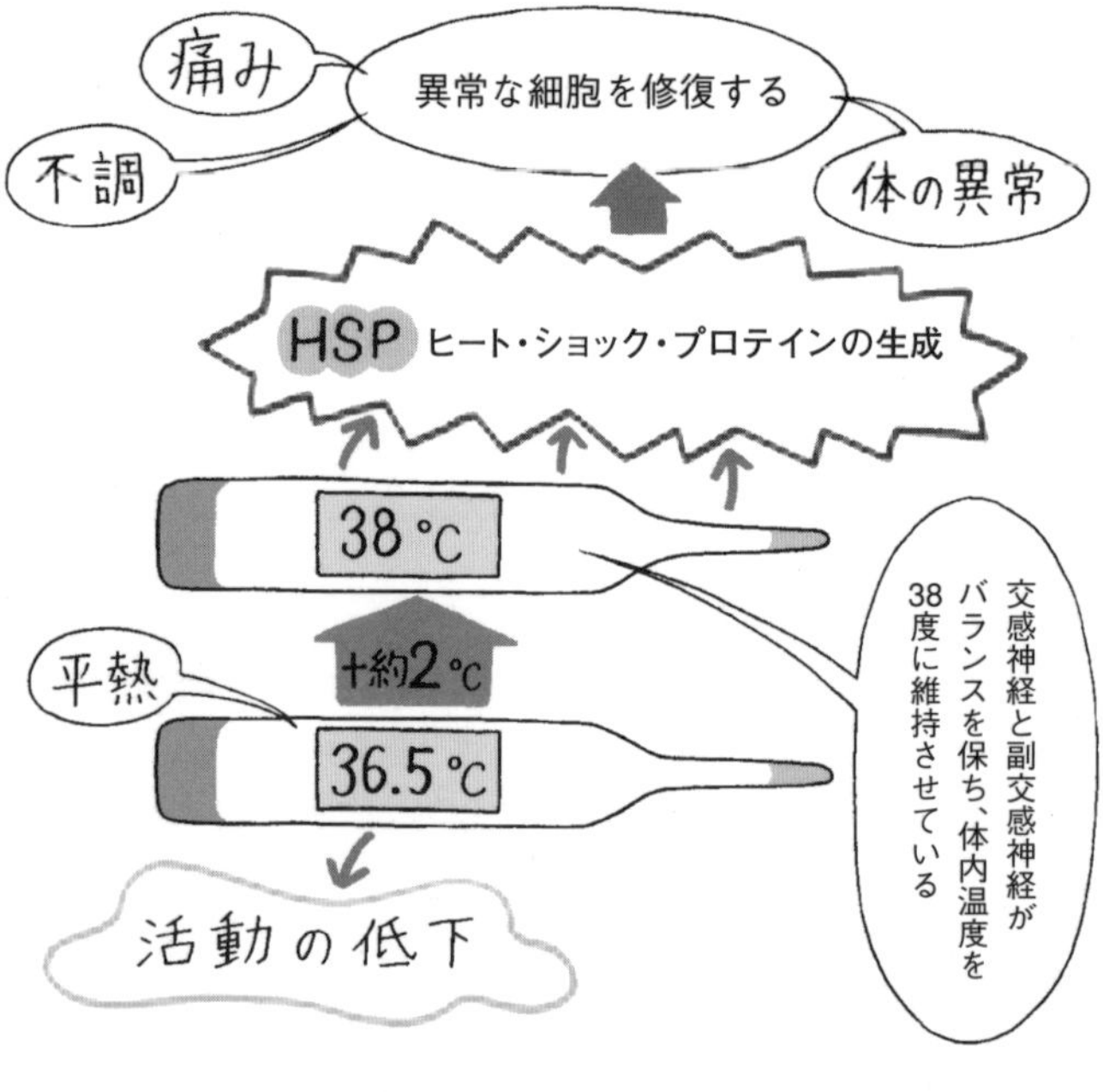

痛み
異常な細胞を修復する
不調
体の異常
HSP ヒート・ショック・プロテインの生成
38℃
交感神経と副交感神経がバランスを保ち、体内温度を38度に維持させている
平熱
+約2℃
36.5℃
活動の低下

るということが明らかになっています。

たとえば、ガンの治療法の一つに細胞免疫療法があります。これは、ガン患者の血液からリンパ球を取り出し、そのリンパ球を活性化したり増殖したりしてから、再びその患者の体内に戻すという治療法です。

私のクリニックに来られた患者さんで、この細胞免疫療法を行なってもリンパ球の数値が思うように増えなかったという方がいました。1マイクロリットル当たり500個だったものが、600個にしかならなかったというのです。私はその患者さんに湯たんぽを使ってカラダを温めるようにすすめました。すると、どうでしょう。たったの1週間でリンパ球は1600個まで増えたのです。

カラダを温めるだけで、免疫細胞が活性化し、体調がよくなっていくことが実証されたわけです。

異常な細胞が修復される

人体は約60兆個もの細胞でつくられ、その細胞のほとんどがたんぱく質からできています。細胞に高熱を加えると、その刺激によって細胞内のたんぱく質がダメージを受けますが、同時にダメージを受けたたんぱく質を元通りに修復する「ヒート・ショック・プロテイン（以下、HSP）」というたんぱく質の一種が生成されることがわかっています。

HSPについては、現在も研究段階にあるものですが、体温より2度ほど高いときにもっとも効率よく生成されるということが明らかになりました。

たとえば、関節が痛むとき、そこには痛みを誘発する細胞の異常があります。このとき、患部を体温より2度ほど高い38～40度に温めてやると、そこにHSPが生成され、細胞の異常を修復して痛みをやわらげてくれるのです。

　また、HSPは、ひどく傷ついて修復が不可能な細胞と判断すると、その細胞を死に導き排除してくれます。ガン化するような異常な細胞をそのまま体内に残しておくわけにはいかないからです。

　こうしたHSPの能力が確実になると、さまざまな症例に対して温めるという治療が行なわれるようになりました。高血圧や糖尿病、アトピーなどに苦しむ患者さんが、温めるだけで症状が改善されたという例が次々と報告されています。

　また、末期ガンの患者さんが、患部を温めて進行を抑え、体力を回復したという例だっていくつもあるのです。

カラダを温めると心身がリラックスする

　体温は、自律神経によって常にさまざまな微調整がなされています。そして、代謝が最も活発に行われる体内温度の38度を維持しようとしているのです。

　自律神経には交感神経と副交感神経の2種類があります。交感神経は興奮や緊張の神経で、血管を収縮させ、血圧を上げたり、血流を促したりして活動に備える働きをします。

　一方、副交感神経はリラックスさせる神経で、血管を広げて心臓の動きをゆっくりとしたものにします。

　こうした働きから、昼間は交感神経を優位にして活動し、夜は副交感神経を優位にして心身をゆっくり休ませるというのが、カラダの摂理に合っているのです。

　ところが、私たちは、疲れて休みたいと思っていても、頑張って残業したり、無理して遊んだりするなど、交感神経の緊張を続けることがあります。交感神経が優位にあると血管が収縮

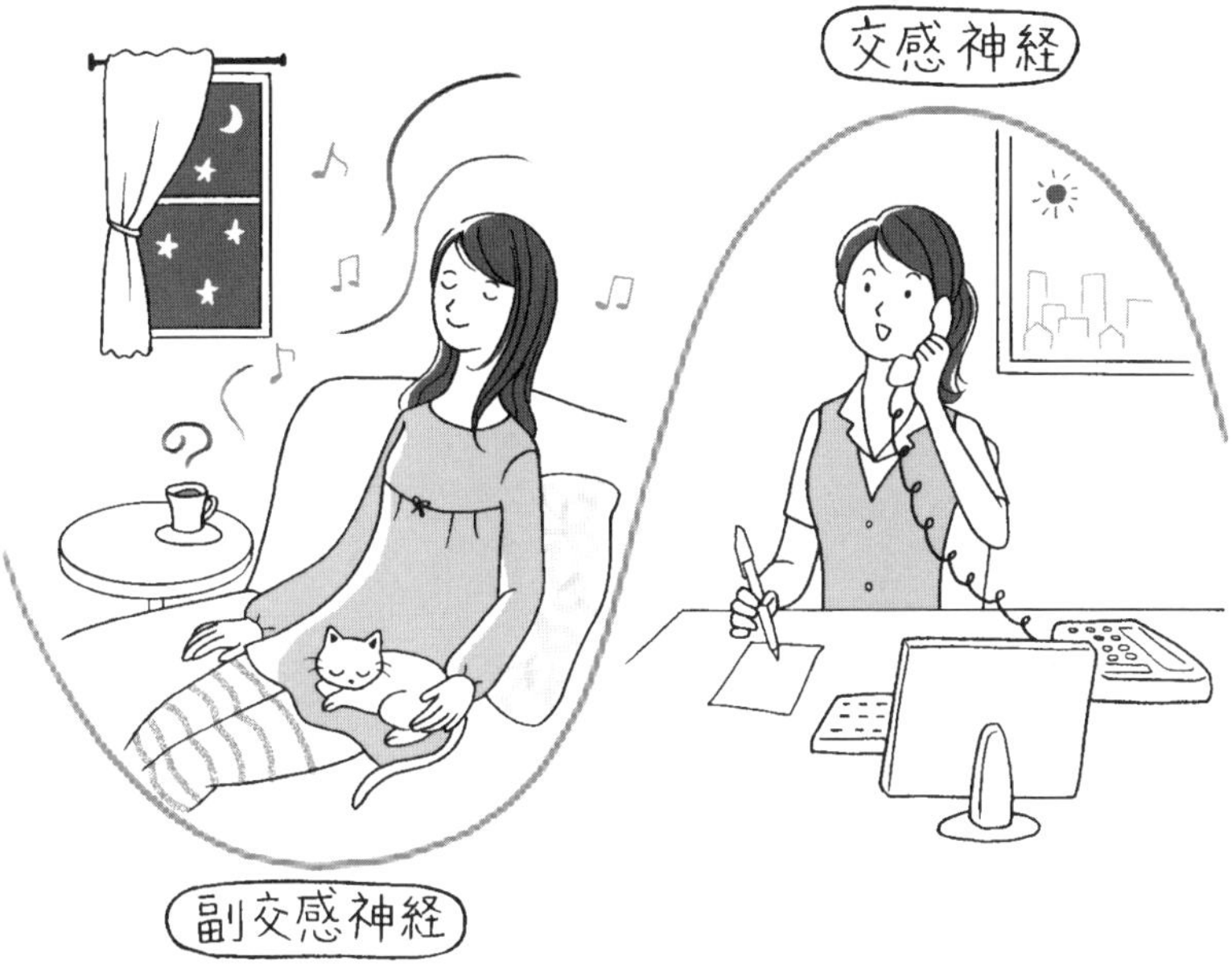

しカラダも緊張しているので、血流が滞り気味になり、その結果、体温も上がらず、冷えの状態になります。

　人間のカラダは、温めると副交感神経が優位になり、心身ともにリラックスし、血のめぐりもよくなって、代謝も促進します。

　だからといって、いつも副交感神経を優位にしてダラーッとしているのがよいということではありません。

　血管が拡張しっぱなしでも血液がうまく流れず、同じように血のめぐりが悪くなって、冷えにつながるので注意してください。

　交感神経と副交感神経が状況に応じて絶妙にバランスをとりながら、カラダの温度を調整してくれるおかげで、私たちは心身の健康を保っていられるのです。

頬のたるみ

★アンチエイジングの手ワザ

年齢を重ねるにつれ、皮膚の老化、筋肉の老化が進み、頬がたるんできます。また、重力によってそうしたたるみが下へ垂れ下がってきます。顔の筋肉が垂れ下がると、老け顔になってしまいます。

いくら加齢のためとはいっても、なんとかしたいもの。女性ばかりではなく、男性でも最近は気にする人が増えてきています。

［血の道療法］には、こうした老け顔を克服するための手ワザがあります。一つめは、手のひらを上に向け、軽くあごを持ち上げてやる方法です。実際にあごが上がるほどの力は不要。ちょっと触れる程度で充分です。

もう一つは、両手で顔全体を軽くおおう方法です。ほんの数秒でオーケーです。

こんな症状にも有効です！

◎しわ
◎目の疲れ

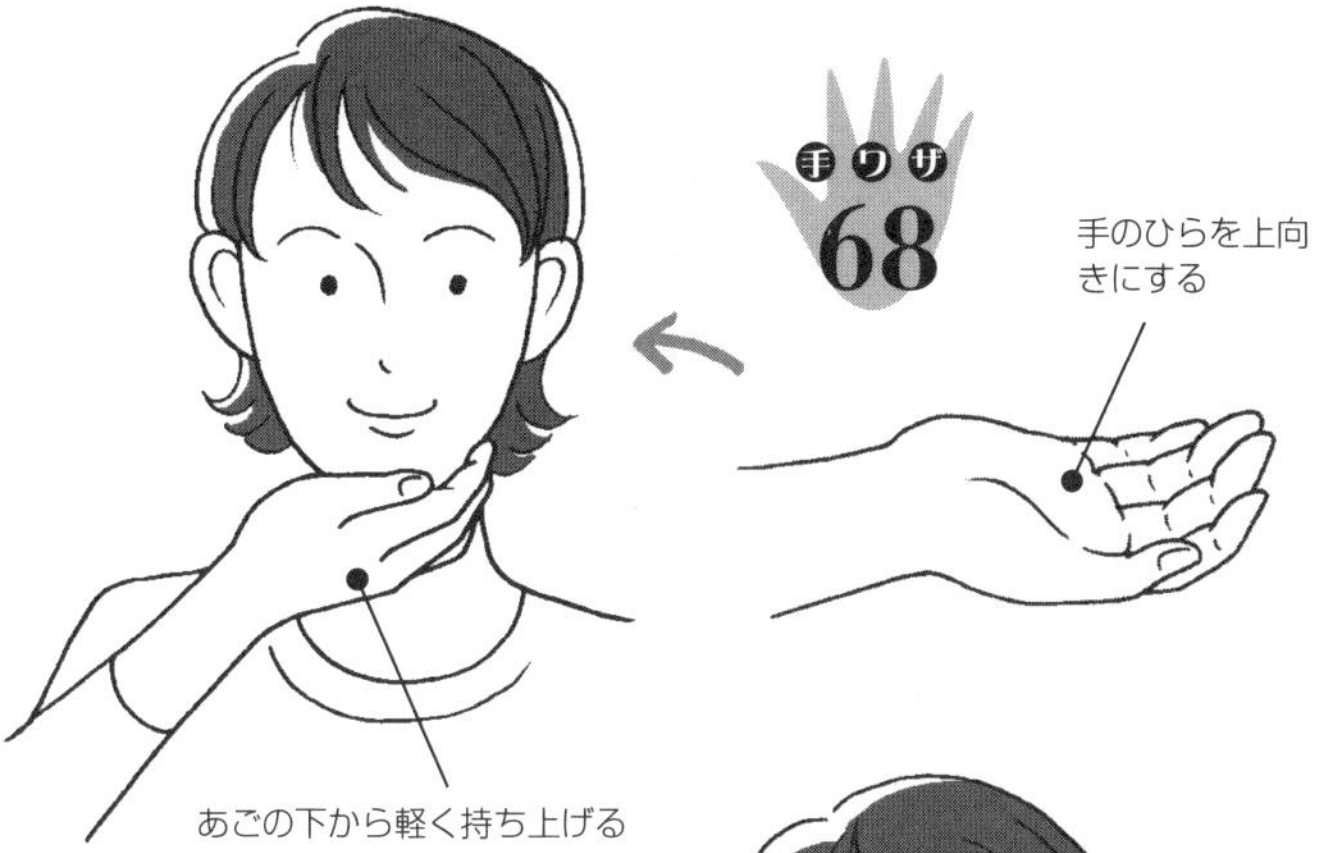
手ワザ
68
手のひらを上向きにする
あごの下から軽く持ち上げる

手ワザ
69
頬全体をやさしく包むようにおおう

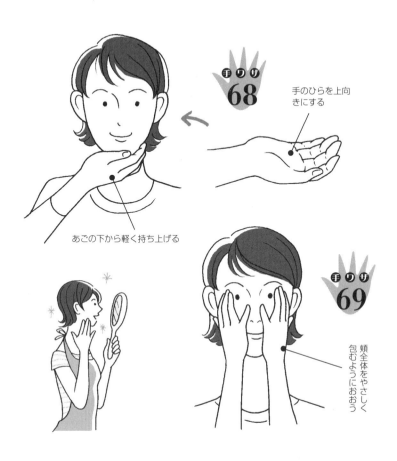

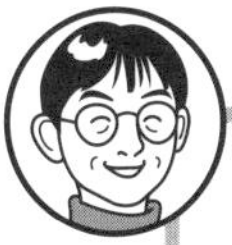

Dr.Kawashima's advice

皮膚のたるみは老化現象の一つ。真皮層のコラーゲンや弾力繊維が減少、あるいは変性して、重力に耐えきれなくなり、皮膚にたるみが出ます。皮膚の細胞を傷つける紫外線や乾燥を避け、マッサージや手ワザで血液循環をよくしてあげましょう。

シミ・しわ

★首すじの血流を促す

日焼け止めクリームも塗らずに無防備で日光に当たっていると、年を重ねるに従ってシミが増えてきます。また、同じようにしわも増えてきます。

［血の道療法］では、シミもしわも、血のめぐりが滞ることから起こる症状と考えます。そのため、ふだんからいくつかの手ワザを組み合わせて実行することで解消したり予防したりします。

特にしわが目立ち、年齢を感じさせてしまうのが、首すじです。鏡を見ながら、人差し指ですーっと縦になでる。鎖骨のところまで下げたら、そのまま真横になでてください。鎖骨の間に落ち込んで血流が滞っていた首の筋肉が刺激され、首から上の血流が回復します。それにつれてのどに刻まれていたしわがしだいに薄れてくるのです。また、顔に生じていたシミが薄くなったり、それ以上増えないようになります。

こんな症状にも有効です！

◎肩こり
◎首のこり

あごのラインの引き上げも効果的です。両耳の穴のなかの出っ張りに親指をあてがい、斜め後方にそっと上げましょう。

手ワザ 70

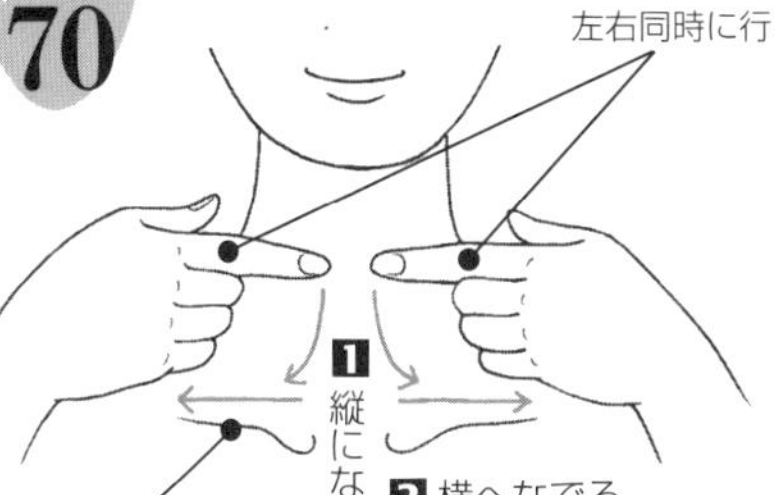
左右同時に行なう
1 縦になでる
2 横へなでる
鎖骨の出っ張り

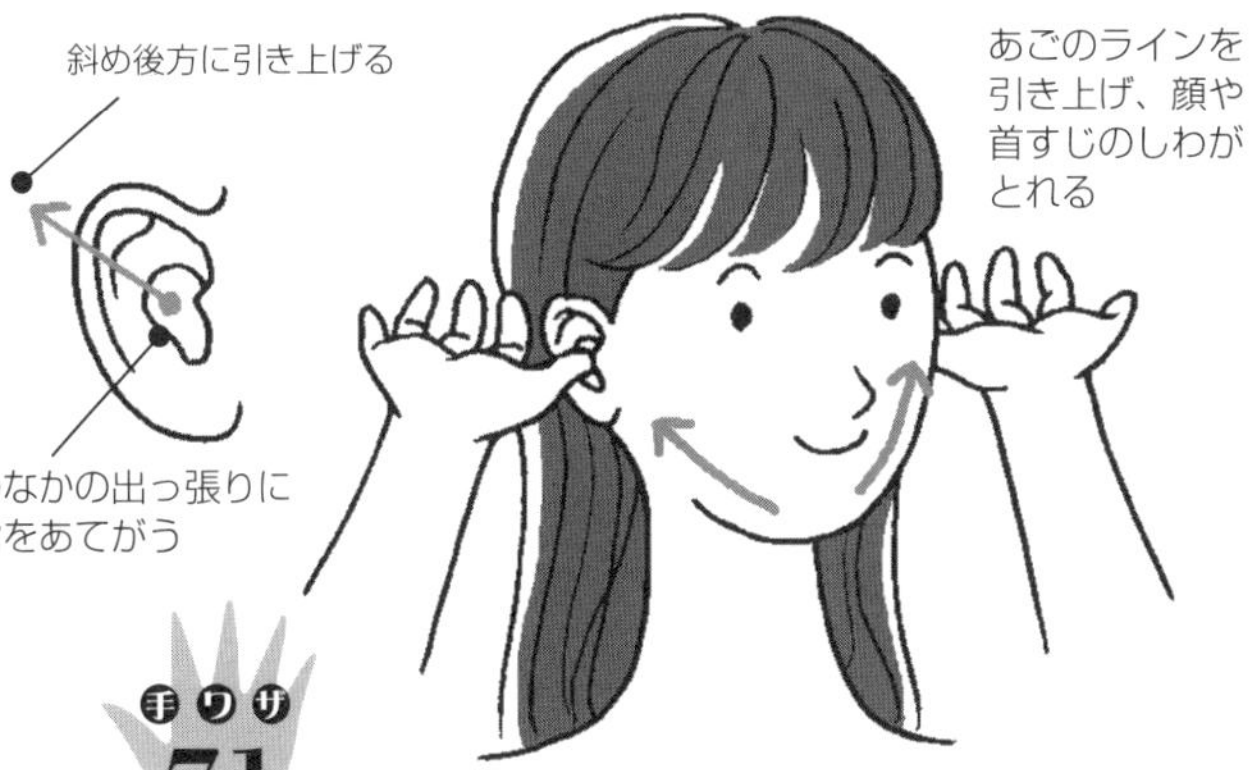
斜め後方に引き上げる
耳のなかの出っ張りに
親指をあてがう
あごのラインを
引き上げ、顔や
首すじのしわが
とれる

手ワザ 71

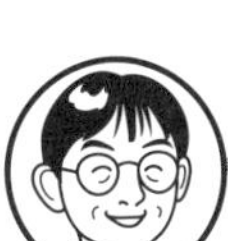

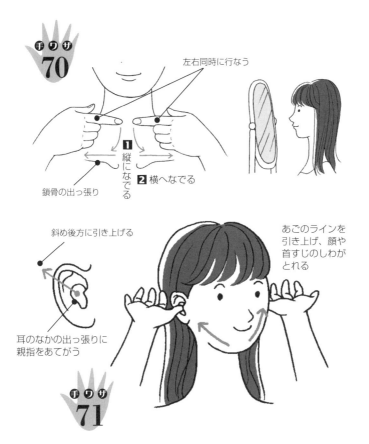

Dr.Kawashima's advice

皮膚が紫外線や乾燥などの刺激を受けると、表皮の奥にある基底層にメラニンという色素をつくり出し、それが表皮内に沈着してシミができます。血行がよくて皮膚の細胞の新陳代謝が活発であれば、シミもしわもできにくくなります。

生理不順

★下半身を集中的に温める

女性の生理に関わるトラブルの多くは、腰から下が冷えて血流が悪くなっていることが原因となっています。

こうした症状は、完全になくすことはできないにしても、普通に仕事をしたり家事をこなしたりできるほどには緩和することが可能です。

そのポイントは、カラダを温めること。特に下半身、腰や太ものあたりを温かくしましょう。デスクワークのときなどには、ひざかけを足先までおおうように使うとよいでしょう。

［血の道療法］では、さらに足首、足先などの先端部分を温めます。

レッグウォーマーは必需品となります。さらにアルミホイルを靴のつま先に入れると、とても効果的です。

自宅にいるときには、足浴もおすすめです。

こんな症状にも有効です！

◎腰痛
◎肩こり

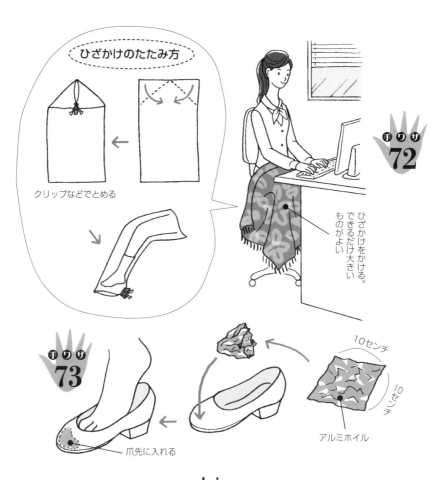

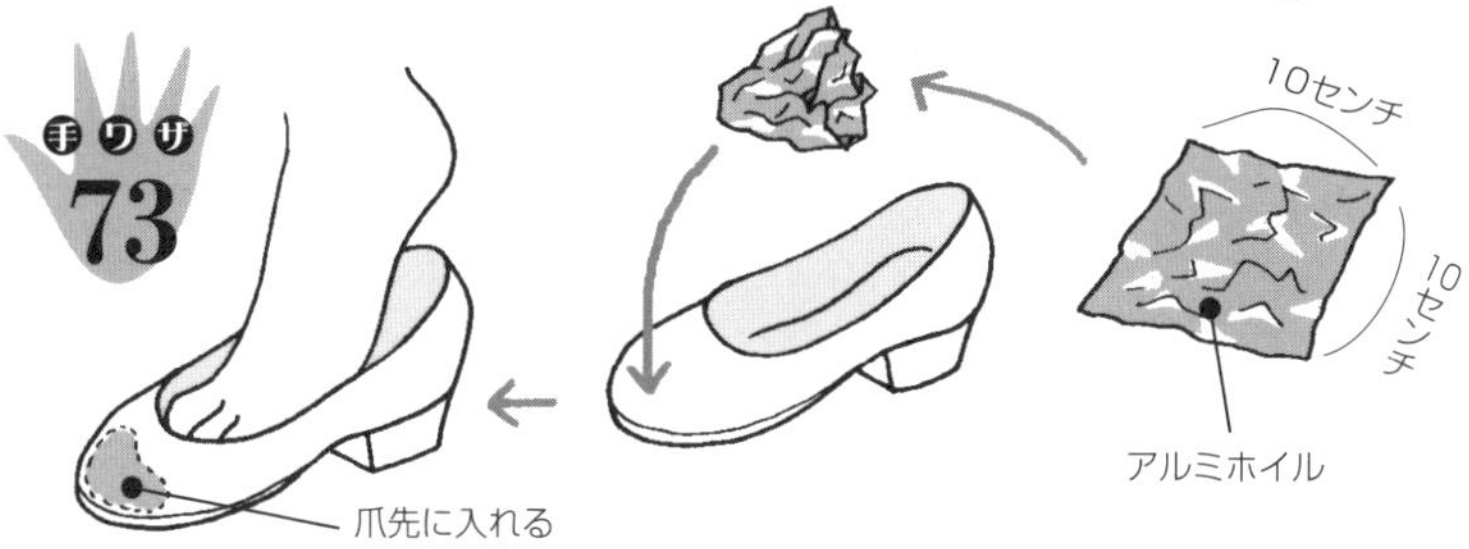

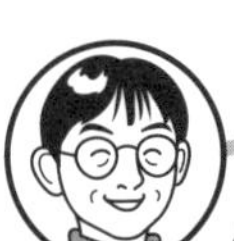

Dr.Kawashima's advice

生理のトラブルは、冷えによって血液の循環が悪くなっている証拠です。血液の流れが悪いと子宮や卵巣に充分な栄養や酸素が供給されないので、臓器の機能が低下します。普段から腹巻きをするなど、腹部は冷やさないようにしましょう。

頻尿

★排尿時にお腹を持ち上げる

夜中に何回もトイレに目が覚める――。残尿感もあったりして、頻尿はとてもつらいものです。

頻尿は、膀胱炎が原因の場合や、加齢によるものもあります。

こうした症状を緩和するには、カラダを温めるのが効果的です。就寝前の入浴時、38～40度のお湯に10分以上、ゆっくりとつかりましょう。

［血の道療法］では、排尿時に行なう手ワザと、ふだんからお腹の筋肉を引き締める手ワザがあり、いずれも頻尿に有効です。特に排尿時の手ワザは、残尿感をなくすことにもつながり、効果的です。

また、就寝中に尿意を催してすぐに目覚めるというのは、熟睡できないからという理由もあります。熟睡できない理由が冷えにある場合には、［血の道療法］によるカラダ温めが効果的です。


こんな症状にも有効です！

◎内臓脂肪
◎冷え

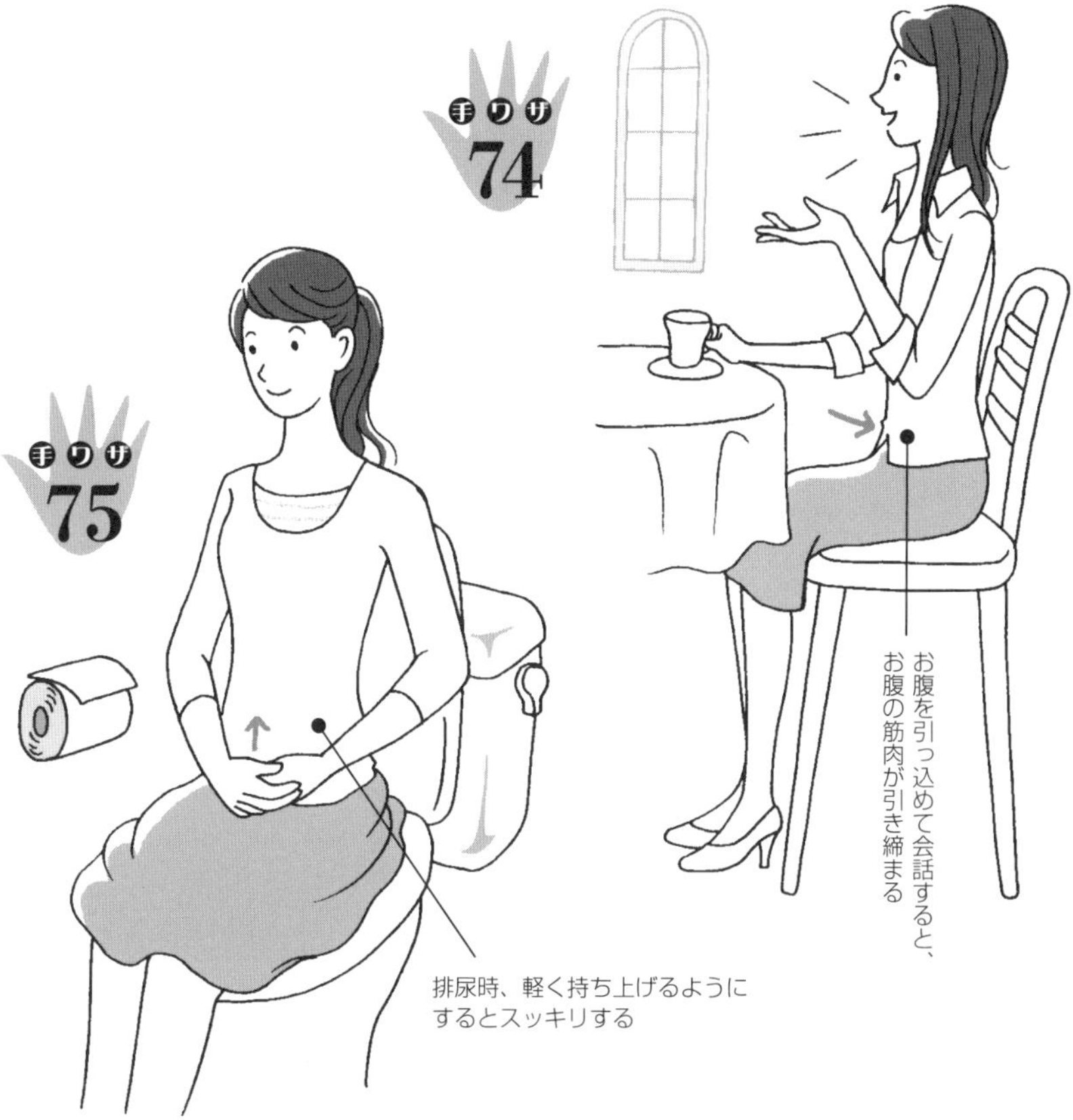
手ワザ
74
お腹を引っ込めて会話すると、
お腹の筋肉が引き締まる
手ワザ
75
排尿時、軽く持ち上げるように
するとスッキリする

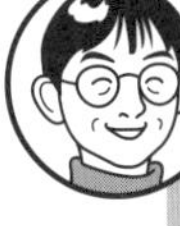

Dr.Kawashima's advice

頻尿は下半身が弱くなって起こるものですが、こうした症状を、漢方では「腎虚」といいます。泌尿器や生殖器なども含み、下半身全体に及びます。下半身のさまざまな症状は冷えによることが多いので、カラダ温めによる効果が期待できます。

便秘

★起床時などにリラックスして行なう

便秘は、消化不良などさまざまな原因で起こるといいます。ただ、こうした症状のおおもとには、カラダの冷えがあることも事実です。

特にお腹が冷えることで腸の血流が悪くなり、胃腸の機能が低下してしまいます。

便秘症の人は、まず、カラダを温めてみてください。それだけで、とても気分がよくなるはずです。

特に、下半身を温めましょう。オフィスでは夏冬問わずひざかけをするとよいでしょう。また、トイレは、便座が暖まるタイプの便器の利用をおすすめします。

[血の道療法]には、便秘の予防や解消に向く手ワザがあります。

仰向けになって行なうものですから、起床時などにおすすめです。リラックスしながら行なってください。

こんな症状にも有効です！

◎腰痛
◎下痢
◎生理不順

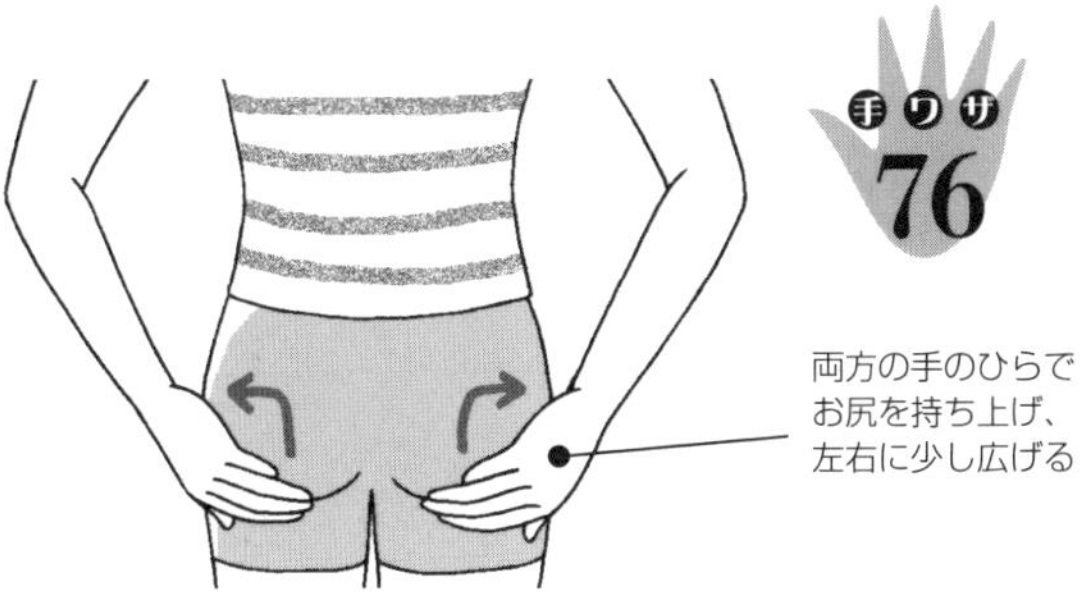
手ワザ
76
両方の手のひらで
お尻を持ち上げ、
左右に少し広げる

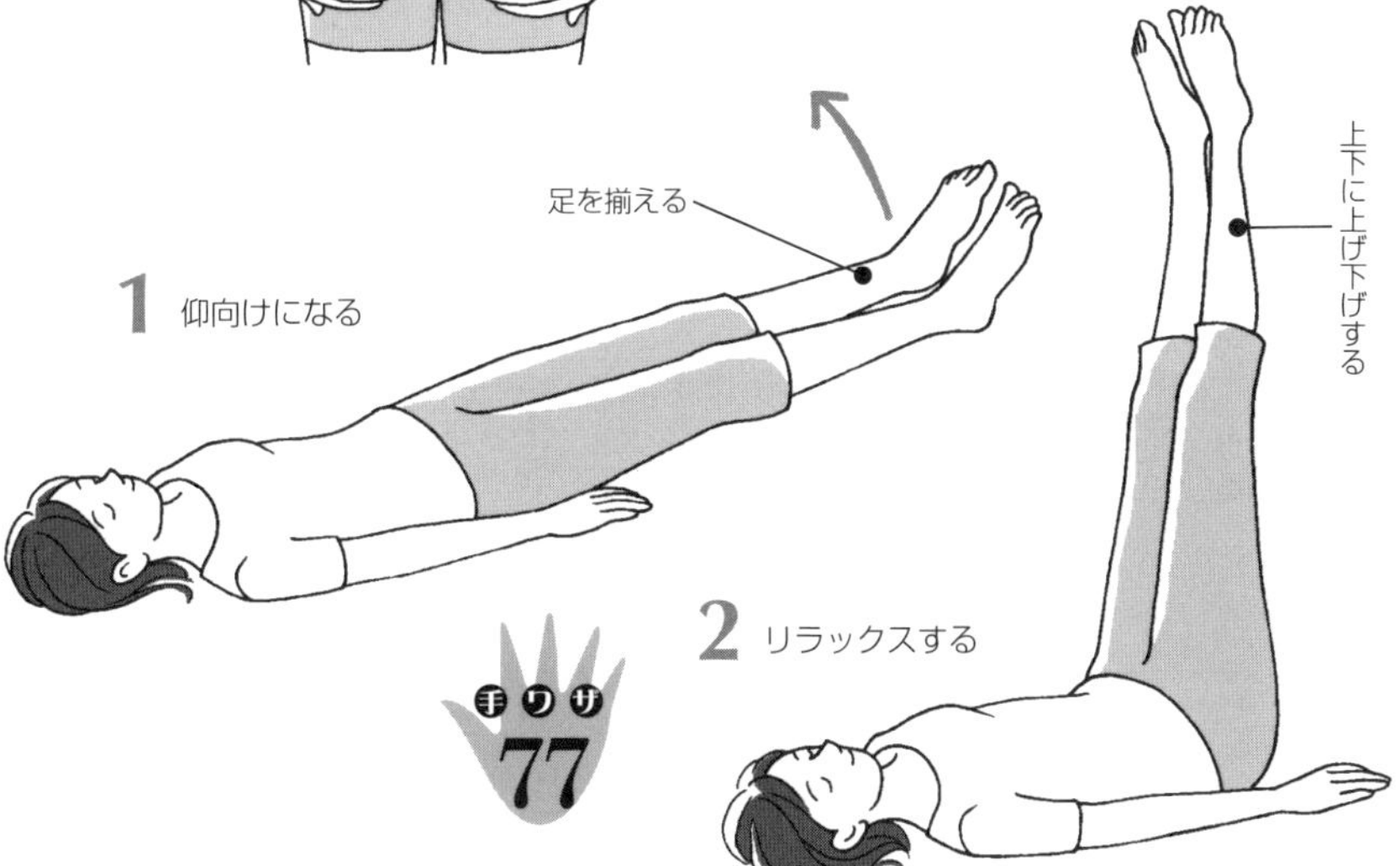
足を揃える
1 仰向けになる
上下に上げ下げする
2 リラックスする
手ワザ
77

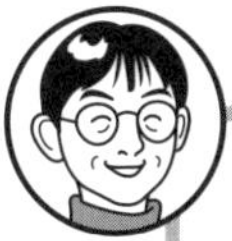

Dr.Kawashima's advice

お腹が冷えると、どうしても腸管の血流が悪くなり、臓器の機能が低下します。便秘を繰り返す人は、お腹を温めて血行をよくし、カラダのすみずみの細胞までに栄養分や酸素が行き渡るようにして臓器の働きを活性化させましょう。

カラダを温めて「冷え」とり生活

継続することで冷えとり効果が高まる

冷える生活をしているなと思い当たる人は、いまからカラダを温めて冷えとり生活を始めましょう。

まず、自分の生活習慣を見直すことから始めてください。カラダを冷やす生活を変えなければ、何も変わらないからです。

冷えが一時的に改善された、不調が治ったといって、再び冷える生活を繰り返すなら、意味がないのです。

そのためには、自分が無理なく続けられることから行なうようにしてください。継続することで、冷えとり効果が高まります。特にカラダに不調がある人や持病がある人は、主治医とよく相談し、自分のカラダの状態を見ながら行ないましょう。

カラダを楽にするために行なうことが、「つらい」と感じるようであれば、なんの効果も期待できません。血のめぐりをよくしてカラダを温めるには、気持ちを楽にすることが大切です。

食べ過ぎはカラダを冷やす原因

まず、自分の食生活を見直してみてください。私たちは食べることで養分を体内へとり込み、それをエネルギー源にしています。だからといって、カラダを温めるためにたくさん食べるということではありません。食べ過ぎると、血液が消化器に集まるため、ほかの組織に充分に血液が行き渡らなくなり、冷えを助長します。

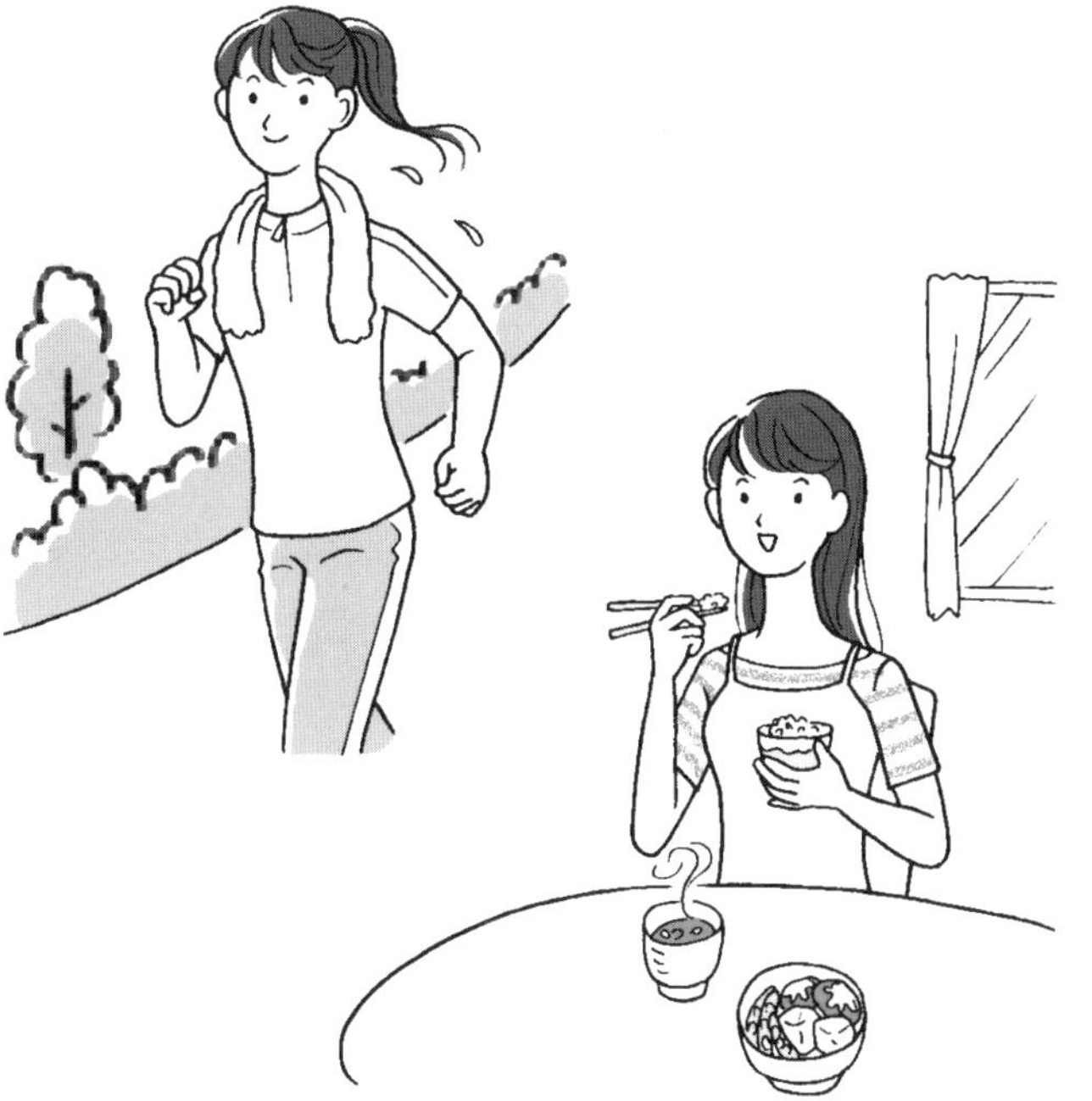

カラダは冷えると、身の危険を感じて脂肪を厚くして身を守ろうとする働きがあります。その上、冷えのせいで脂肪を分解する酵素の働きが妨げられますから、脂肪はそのまま体内に居座り続け、カラダは冷える一方となります。

日本人は欧米人の2〜3倍もの「倹約遺伝子」を持っているといわれています。少ない食糧でも生き延びることができるようになるこの遺伝子は私たちの祖先が原始の時代から飢餓と闘って獲得したものです。

しかし、飽食の時代を生きる現代人は、必要以上に摂取したカロリーを脂肪に変えて体内にため込み、肥満になりやすくなりました。

「あまり食べていない」と思っていても、実際には意外と食べ過ぎているものです。世界的に理想的な食事は、日本の元禄時代以前の和食とされています。玄米食中心の一汁一菜の食事です。日本人はそのような食生活をしていれば、メタボリックシンドローム（内臓脂肪症候群、通称メタボ）や生活習慣病とは縁がないはずなのです。

また、適度な運動も必要です。筋肉は体温の約４割を産生する発熱器官。その筋肉を動かすと、血行がよくなり、代謝も促進し、体温が上昇します。

38〜40度のお湯に30分つかろう

入浴は、カラダを温めるには一番効果的な方法です。汗などの汚れを落とすだけなら、シャワーだけでも充分ですが、カラダを芯から温めることはできません。じっくりと湯船につかって、副交感神経を優位にし、心身ともにリラックスさせましょう。

前述したようにヒート・ショック・プロテインは体温よりも2度高い温度で生成されます。ですから、理想的なお湯の温度は38〜40度で、この湯に30分ほどつかって体温を上げていきます。最初は10分間でもかまいません。温めるためにかけた時間は、冷めるまでの時間です。ただし、個人差もありますので、決して無理はしないでください。

お風呂から上がったら、一刻も早く衣類を身につけます。靴下もはいてください。心臓に遠いほうからカラダが冷えていきます。

そして、温まったカラダが冷えないうちに就寝しましょう。睡眠は、一日の疲れをリセットする時間でもありますから、カラダの機能が充分に働くように冷えないように就寝することが大事です。

温かさを補うために、湯たんぽをおすすめします。湯たんぽを、お腹の上、太ももの上と移動させてみてください。太ももの上のように血管の集まっているところを温めると、全身の血のめぐりがよくなって、足の先や手の先まで温まります。

湯たんぽは、経済的でどこでも使える便利な温めグッズです。寝るときだけでなく、読書のときやテレビを観ているとき、またオフィスでも、湯たんぽを使ってカラダを温めるとよいでしょう。

指先を刺激するだけで驚くべき効果

本書で紹介している血の道療法の「手ワザ」は、血のめぐりをよくしてカラダ全体を温める方法の一つです。実際に私のクリニックで治療に取り入れ、大きな成果を上げています。

血の道療法とは、ドロドロ血液や血管のトラブルを改善し、カラダの不調をとって健康を取り戻そうというもの。簡単な動作ですが、見くびってはいけません。

指をもんだり組んだり、ほんの少し指先を刺激するだけで、驚くべき効果があります。指先はカラダの末端にあり、ここの血のめぐりがよくなれば、心臓へ還っていく血流もよくなり、同時に心臓から出て行く血流も増え、全身の血行が改善されるのです。

77の手ワザのうち、いくつか自分の症状に合ったワザを覚え、それを癖にしてしまうとよいでしょう。テレビを観ながらでも、電車の中でも、行なってみてください。

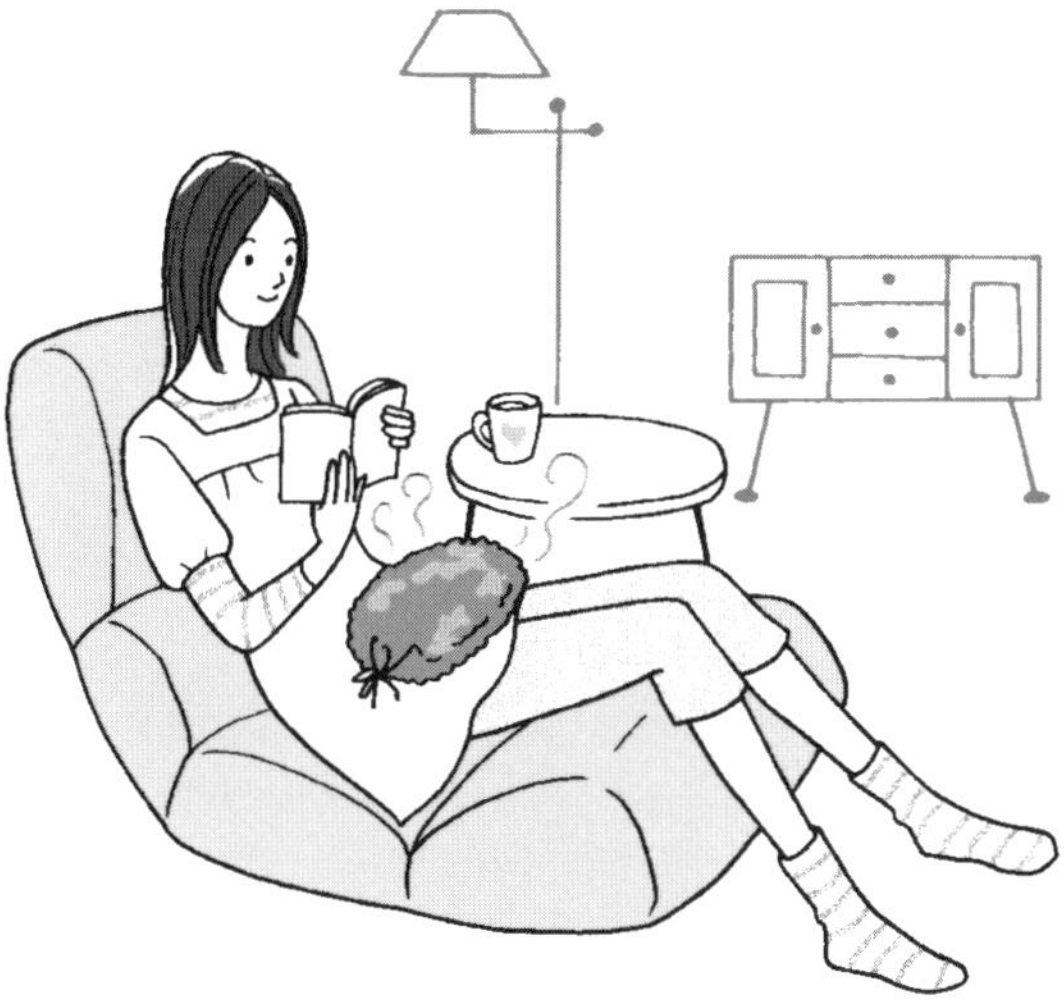

あとがきにかえて

――統合医療の一環として［血の道療法］を導入

私は毎日、多くの患者さんと接しています。そのなかで、痛感するのは、そうした患者さんがとても「冷えている」ということです。そして、口を揃えていいます。

「私は冷え性なので……」

これは間違った考え方です。正しくは、冷えるような生活をしているのです。本書のなかで詳しく述べていますから多くは語りませんが、現代人のライフスタイルがすべての冷えの元となっています。

そして、こうした冷えがまた、カラダのすべての不調の原因となっています。

そこで私は、冷えの治療方法として、「カラダ温め」をとり入れています。温めるだけで、さまざまな体調不良が解消されるだけではなく、なかにはガンの進行すら抑えるケースもあります。そして私が統合医療の一環としてとり入れている多くのカラダ温め法のなかでも、とりわけ優れているものの一つが、本書の［血の道療法］――。

指先を組み合わせる、指先をもむ、爪を正しく切るといった、単純な手ワザを実践するだけで、たちどころにカラダがポカポカして、気分もすっきりします。いずれも、いつでもどこでもできるものばかり。自分の日常の健康法の一つとして、またつらい症状の緩和手段として、［血の道療法］による手ワザをおすすめします。

川嶋　朗

症状別さくいん

（数字は、それぞれの症状の手当て方法を記載したページです）

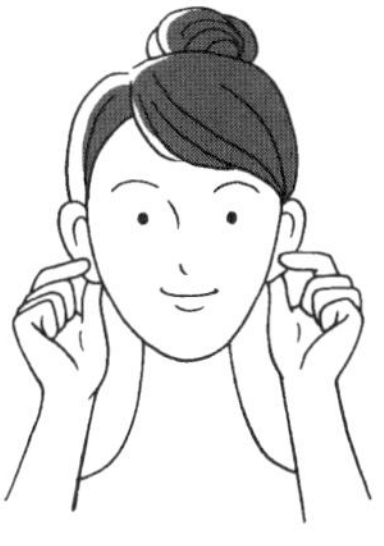

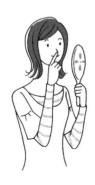

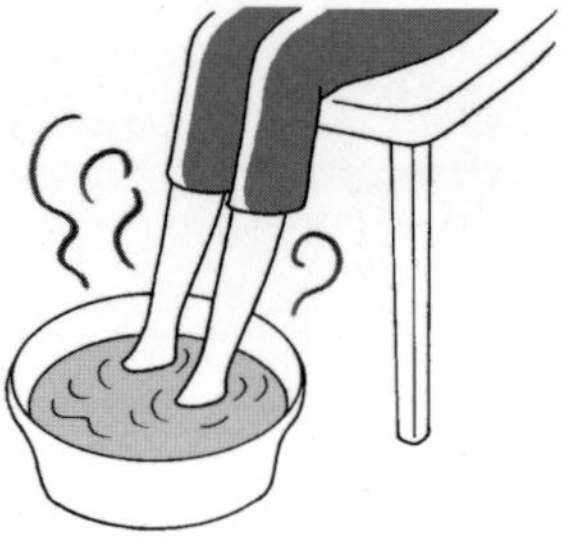

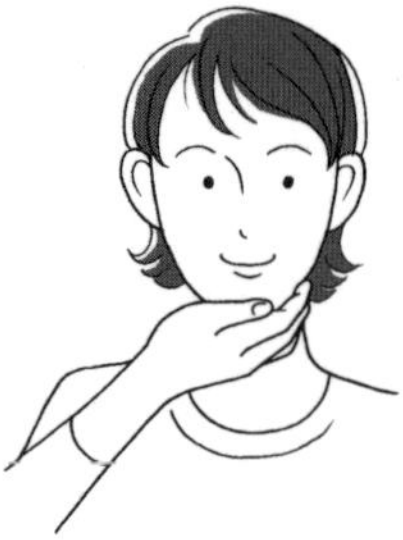

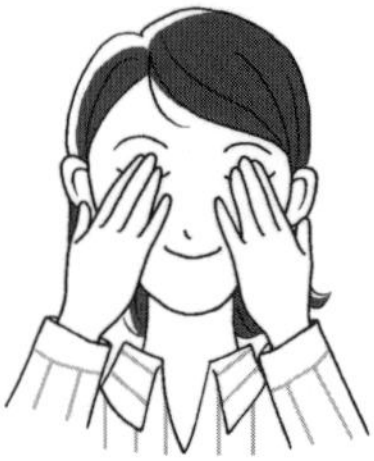

室谷良子（むろたに・りょうこ）
滋賀県出身。日本フットケア協会師範。父方・母方に代々伝承されてきた、血流の滞りを手当てする方法「血の道療法」を研究・発展させたフットケア療法を確立。1996年、日本フットケア協会設立。2002年、フットケア事業協同組合設立。全国各地の養護学校・看護学校などでの指導を通じ、1500人を超える技術習得者を生み出す。保健・看護・介護に関する研究では、日本統合医療学会などで成果を発表している。監修書・指導書に『ピクチャーブック爪のケア・手足のケア技術』（看護の科学社）、『温めるツボがわかれば健康になる!』（実業之日本社）など。
http://nfa1997.com/

■医学監修
川嶋 朗（かわしま・あきら）
1957年生まれ。東京有明医療大学教授、（一財）東洋医学研究所附属クリニック自然医療部門担当、医学博士。北海道大学医学部卒業後、東京女子医科大学入局。ハーバード大学医学部マサチューセッツ総合病院、東京女子医科大学附属青山自然医療研究所クリニック所長などを経て、2014年4月から現職。日本統合医療学会理事。西洋医学、東洋医学、相補（補完）・代替医療などの垣根を越えた「統合医療」の視点から、QOL（人生の質）を尊重し、さらにはQOD（死の質）をも見据えた、患者目線での診療姿勢で知られる。著書に『心もからだも「冷え」が万病のもと』（集英社新書）、『医者が教える人が死ぬときに後悔する34のリスト』（アスコム）ほか多数。

＊本書は2009年発行の『秘伝 冷えとり手ワザ77』（現学研プラス刊）を改題・改訂し再発行したものです。

からだがスーッと楽になる全身ケア

2016年5月20日　初版第1刷発行
著　者　室谷良子
医学監修　川嶋 朗
編集制作　風土文化社
発行者　深澤徹也
発行所　株式会社メトロポリタンプレス
〒173-0004　東京都板橋区板橋3-2-1
TEL.03-5943-6430　FAX.03-3962-7115
http://www.metpress.co.jp
印刷・製本　株式会社ティーケー出版印刷

ISBN978-4-907870-31-7　C2077

日本フットケア協会
ご 案 内

◆代々の秘伝
古くから伝わる手ワザと思想を現代におきかえ、全技術の根幹としました。

◎ケアを行なう人自身のカラダづくりを基本とした指導

◎少人数でのわかりやすい技術指導

◆実技・実習
◎ご家庭での高齢者介護などを前提に、それぞれの実情に合わせた技術指導を行ないます

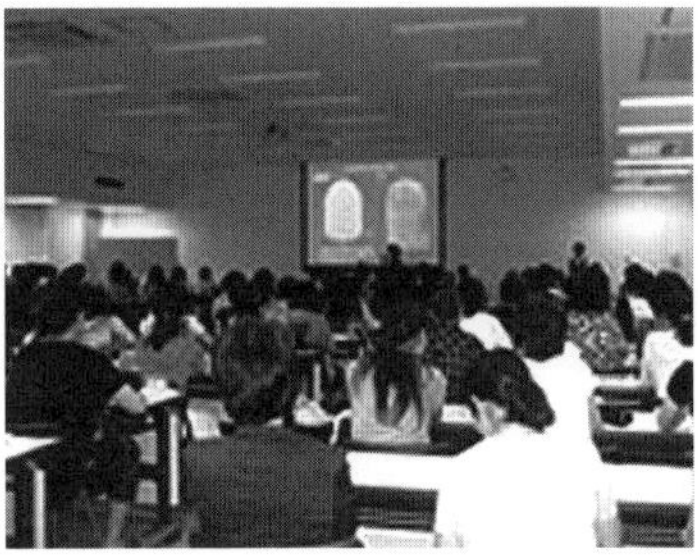

◎ケア全体のプロセスを習得する「実技講座」と現場での「実習」とで構成されています

◎「技術」に加え、「道具・溶剤の管理」「セッティング」といったケアに欠かせない「準備・片付け」なども指導します

◎季節ごとの技術と体調のメンテナンスを行ないます

◆コース
□ 基礎講座	○フットケア基礎講座　○ハンドケア基礎講座　○爪の基礎講座
□ 介護のときに役立つ講座	○膝下マッサージ講座　○足裏角質除去講座 ○爪の講座　○温熱ケア講座
□ 自分や家族のための講座	○ホームケア講座　○小顔ケア講座

＊プロフェッショナルな技術者を目指す人のための各種講座も行なっています

●詳しくは下記へお問い合わせください

日本フットケア協会事務局　〒939-0284 富山県射水市新開発419番地22
TEL:0766-51-7018　FAX:0766-51-7019　http://nfa1997.com/